医療・看護・歯科・福祉

英語基本用語用例集

A MANUAL OF MEDICAL TERMS AND EXPRESSIONS

瀬谷幸男　西村月満　高津昌宏
平井清子　和治元義博　中村文紀

南雲堂

The Human Body: Front View
人体前方部

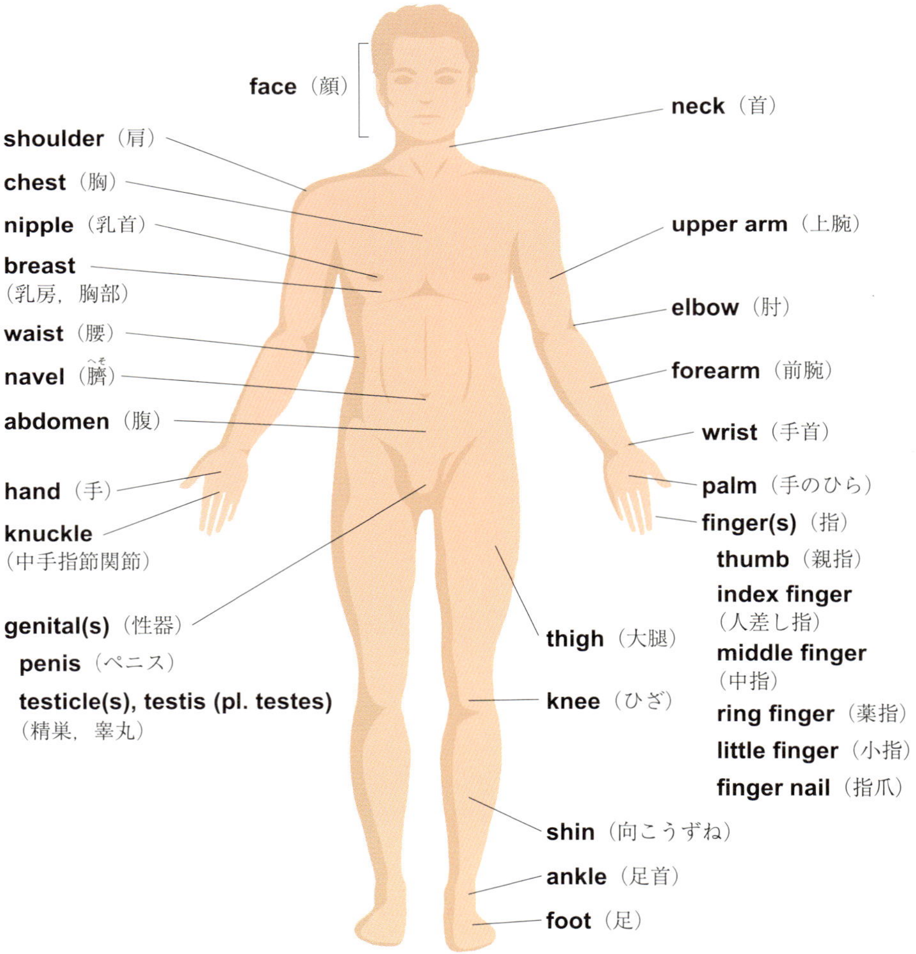

face（顔）
neck（首）
shoulder（肩）
chest（胸）
nipple（乳首）
breast（乳房，胸部）
waist（腰）
navel（臍）
abdomen（腹）
hand（手）
knuckle（中手指節関節）
genital(s)（性器）
penis（ペニス）
testicle(s), testis (pl. testes)（精巣，睾丸）
upper arm（上腕）
elbow（肘）
forearm（前腕）
wrist（手首）
palm（手のひら）
finger(s)（指）
thumb（親指）
index finger（人差し指）
middle finger（中指）
ring finger（薬指）
little finger（小指）
finger nail（指爪）
thigh（大腿）
knee（ひざ）
shin（向こうずね）
ankle（足首）
foot（足）

The Human Body: Rear View
人体後方部

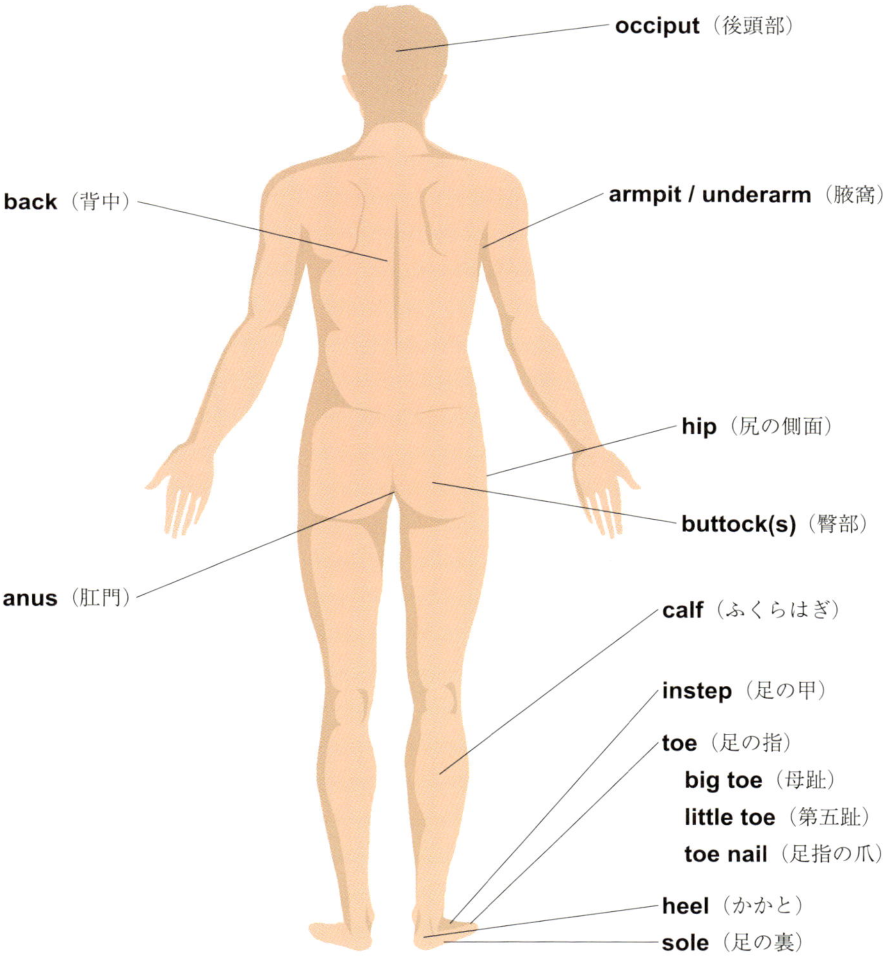

occiput（後頭部）
back（背中）
armpit / underarm（腋窩）
hip（尻の側面）
buttock(s)（臀部）
anus（肛門）
calf（ふくらはぎ）
instep（足の甲）
toe（足の指）
big toe（母趾）
little toe（第五趾）
toe nail（足指の爪）
heel（かかと）
sole（足の裏）

The Human Body Muscles: Front View
人体の筋肉（前）

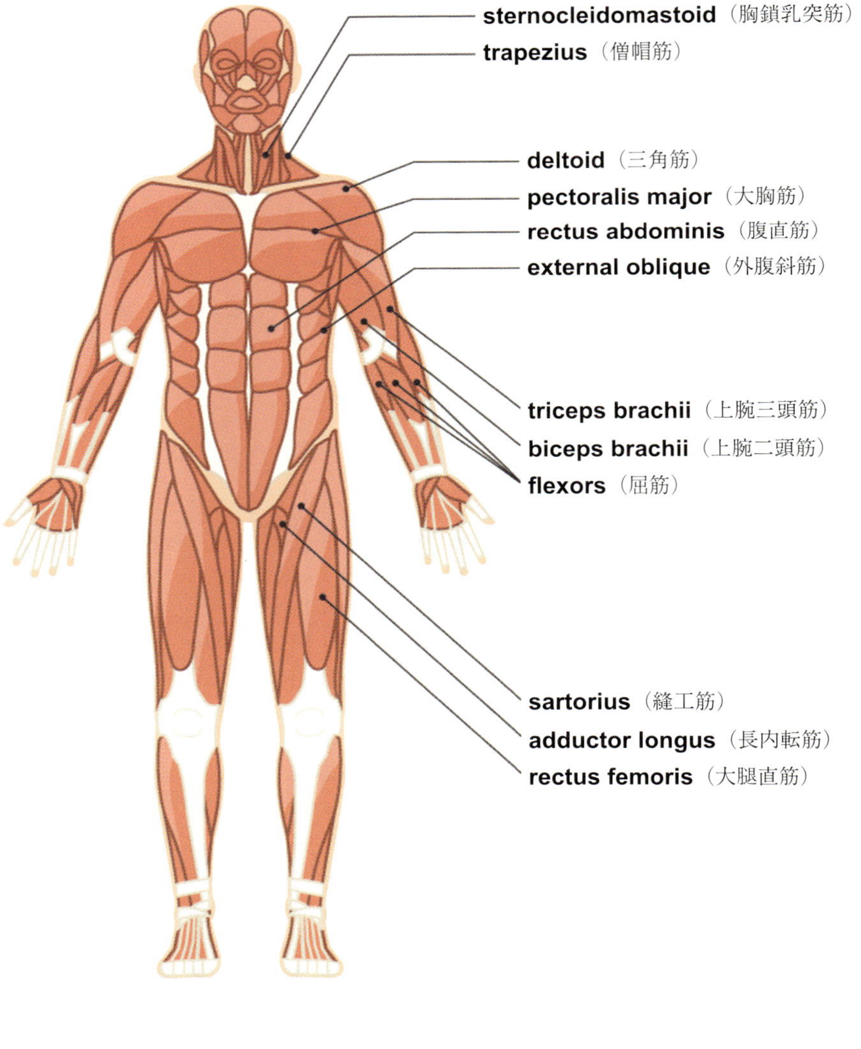
sternocleidomastoid（胸鎖乳突筋）
trapezius（僧帽筋）
deltoid（三角筋）
pectoralis major（大胸筋）
rectus abdominis（腹直筋）
external oblique（外腹斜筋）
triceps brachii（上腕三頭筋）
biceps brachii（上腕二頭筋）
flexors（屈筋）
sartorius（縫工筋）
adductor longus（長内転筋）
rectus femoris（大腿直筋）

The Human Body Muscles: Rear View
人体の筋肉（後）

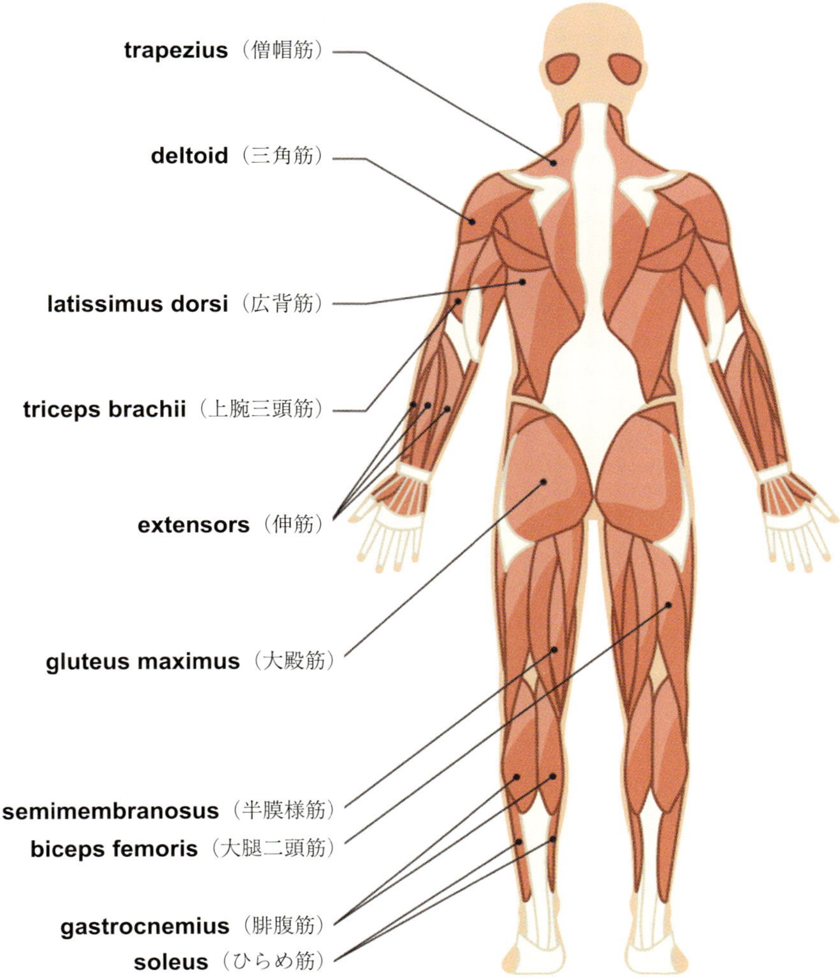

trapezius（僧帽筋）
deltoid（三角筋）
latissimus dorsi（広背筋）
triceps brachii（上腕三頭筋）
extensors（伸筋）
gluteus maximus（大殿筋）
semimembranosus（半膜様筋）
biceps femoris（大腿二頭筋）
gastrocnemius（腓腹筋）
soleus（ひらめ筋）

The Internal Organs

内臓器

浅部

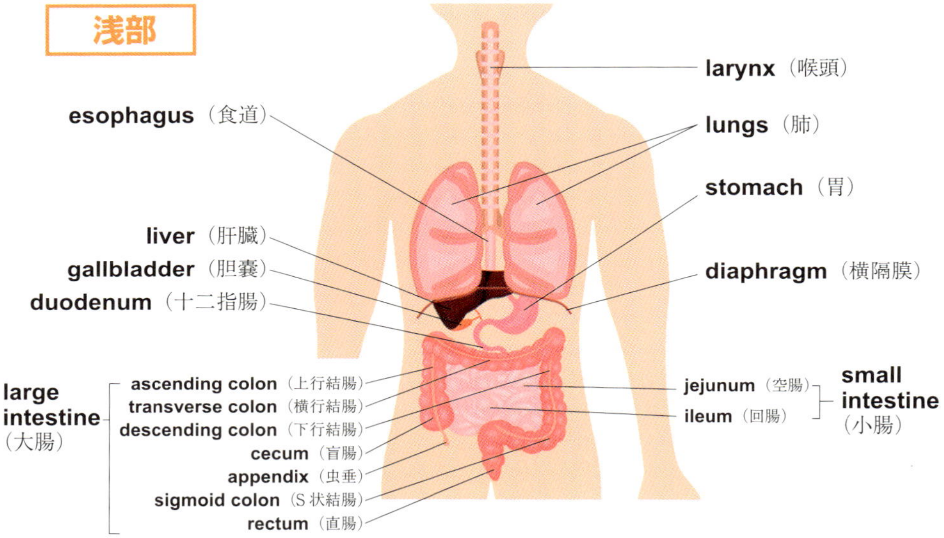
larynx（喉頭）
esophagus（食道）
lungs（肺）
stomach（胃）
liver（肝臓）
gallbladder（胆嚢）
duodenum（十二指腸）
diaphragm（横隔膜）
large intestine（大腸）
ascending colon（上行結腸）
transverse colon（横行結腸）
descending colon（下行結腸）
cecum（盲腸）
appendix（虫垂）
sigmoid colon（S 状結腸）
rectum（直腸）
jejunum（空腸）
ileum（回腸）
small intestine（小腸）

深部

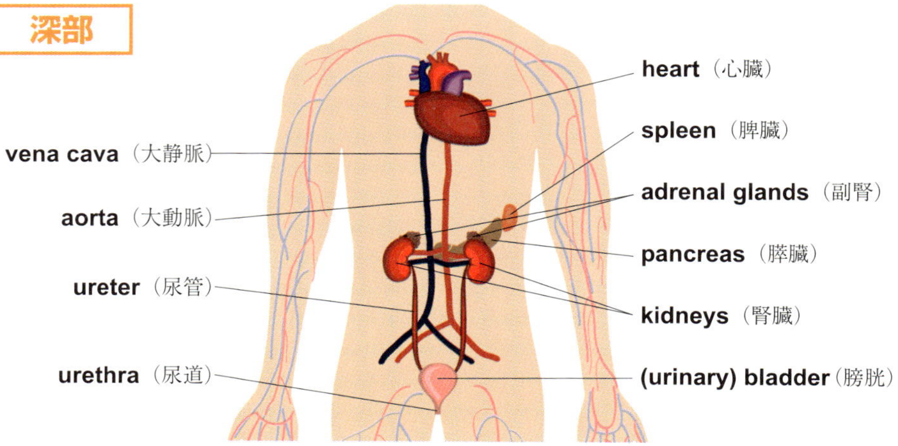
heart（心臓）
vena cava（大静脈）
spleen（脾臓）
aorta（大動脈）
adrenal glands（副腎）
pancreas（膵臓）
ureter（尿管）
kidneys（腎臓）
urethra（尿道）
(urinary) bladder（膀胱）

Female Genital Organs, Male Reproductive System
女性生殖器、男性生殖器

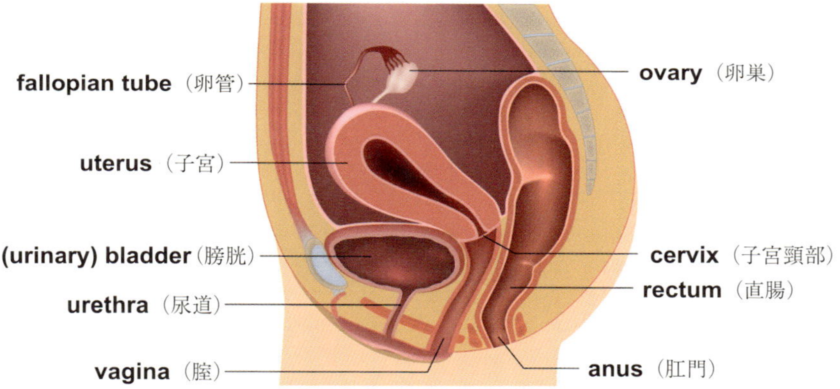
fallopian tube（卵管）
ovary（卵巣）
uterus（子宮）
(urinary) bladder（膀胱）
cervix（子宮頸部）
urethra（尿道）
rectum（直腸）
vagina（腟）
anus（肛門）

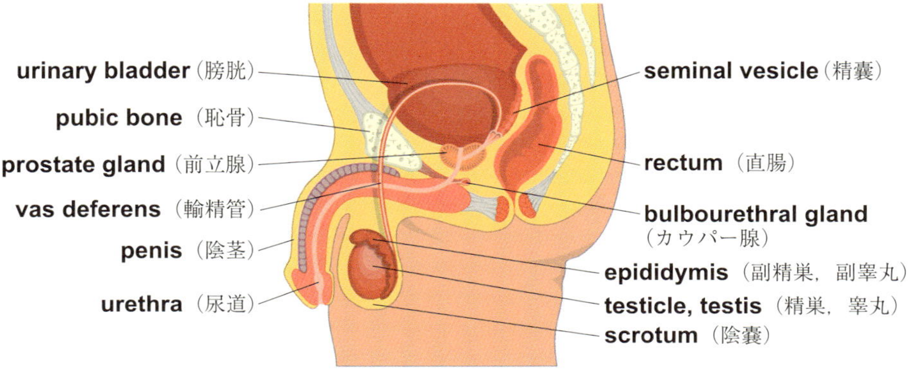
urinary bladder（膀胱）
seminal vesicle（精嚢）
pubic bone（恥骨）
prostate gland（前立腺）
rectum（直腸）
vas deferens（輸精管）
bulbourethral gland（カウパー腺）
penis（陰茎）
epididymis（副精巣，副睾丸）
urethra（尿道）
testicle, testis（精巣，睾丸）
scrotum（陰嚢）

Endocrine System

内分泌系

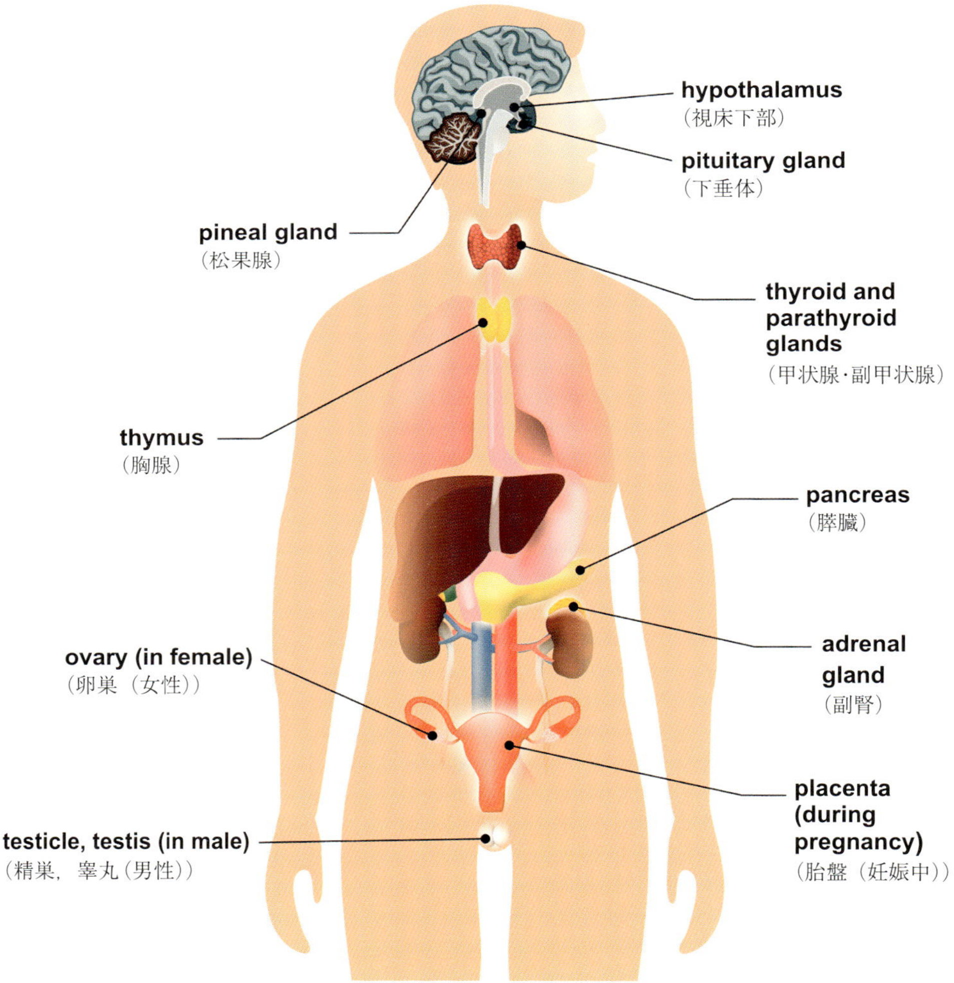

hypothalamus
（視床下部）
pituitary gland
（下垂体）
pineal gland
（松果腺）
thyroid and parathyroid glands
（甲状腺･副甲状腺）
thymus
（胸腺）
pancreas
（膵臓）
ovary (in female)
（卵巣（女性））
adrenal gland
（副腎）
placenta (during pregnancy)
（胎盤（妊娠中））
testicle, testis (in male)
（精巣，睾丸（男性））

The Human Body Bones

人体の骨格の各部

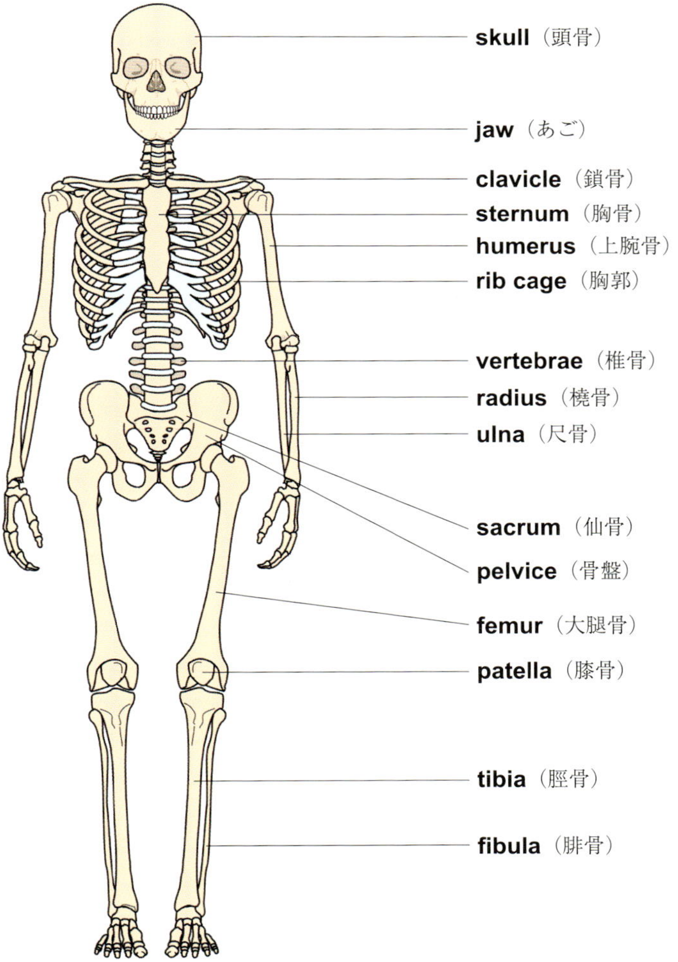
skull（頭骨）
jaw（あご）
clavicle（鎖骨）
sternum（胸骨）
humerus（上腕骨）
rib cage（胸郭）
vertebrae（椎骨）
radius（橈骨）
ulna（尺骨）
sacrum（仙骨）
pelvice（骨盤）
femur（大腿骨）
patella（膝骨）
tibia（脛骨）
fibula（腓骨）

The Head, The Brain
頭部と脳

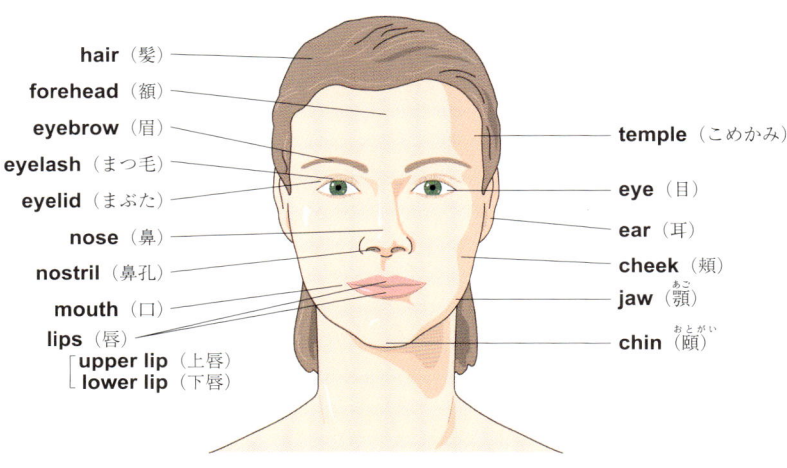

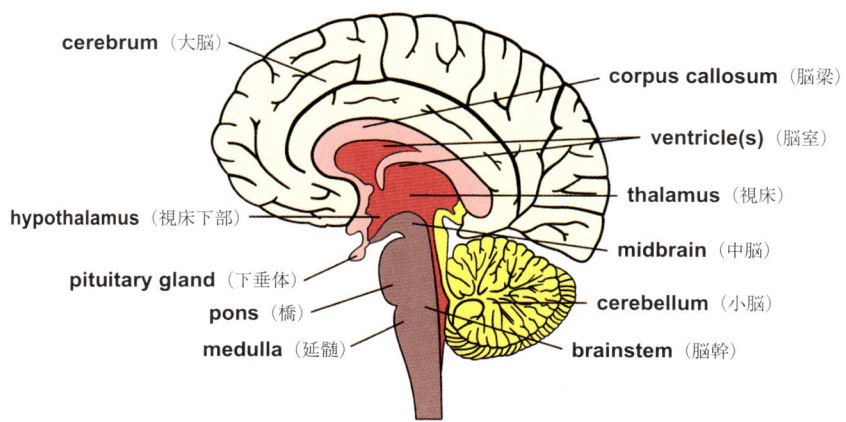

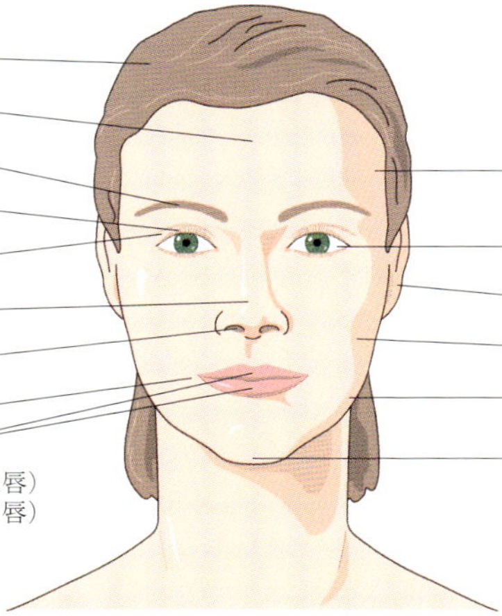

hair（髪）
forehead（額）
eyebrow（眉）
eyelash（まつ毛）
eyelid（まぶた）
nose（鼻）
nostril（鼻孔）
mouth（口）
lips（唇）
upper lip（上唇）
lower lip（下唇）
temple（こめかみ）
eye（目）
ear（耳）
cheek（頬）
jaw（顎）
chin（頤）

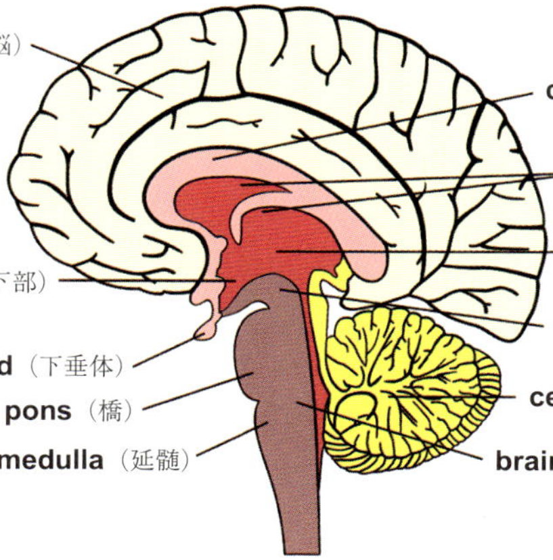

cerebrum（大脳）
hypothalamus（視床下部）
pituitary gland（下垂体）
pons（橋）
medulla（延髄）
corpus callosum（脳梁）
ventricle(s)（脳室）
thalamus（視床）
midbrain（中脳）
cerebellum（小脳）
brainstem（脳幹）

Parts of a Tooth, Parts of a Mouth

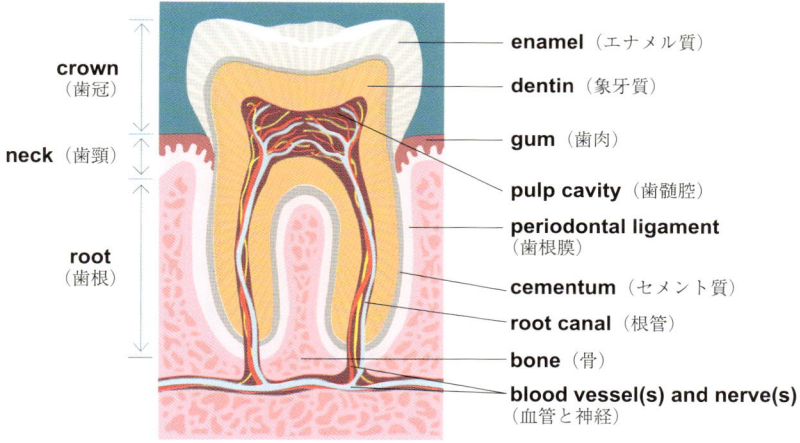

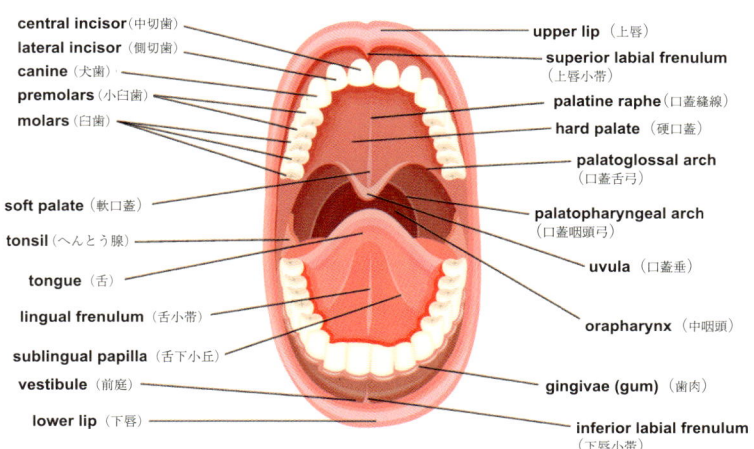

歯・口の部位

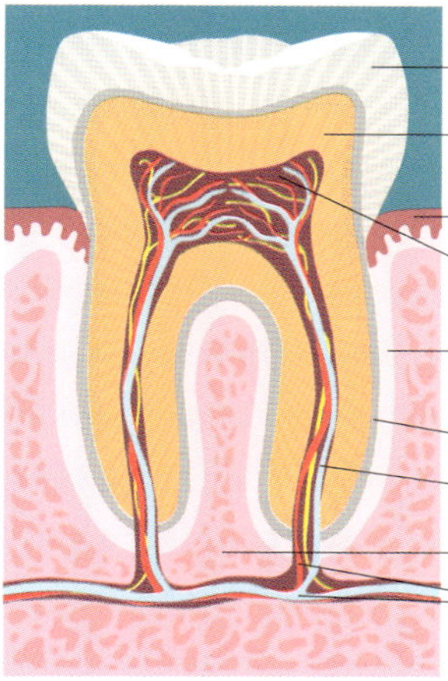
crown
（歯冠）
neck（歯頸）
root
（歯根）
enamel（エナメル質）
dentin（象牙質）
gum（歯肉）
pulp cavity（歯髄腔）
periodontal ligament
（歯根膜）
cementum（セメント質）
root canal（根管）
bone（骨）
blood vessel(s) and nerve(s)
（血管と神経）

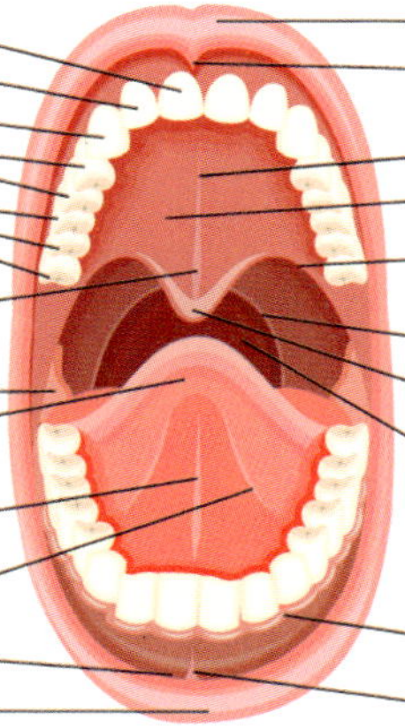
central incisor（中切歯）
lateral incisor（側切歯）
canine（犬歯）
premolars（小臼歯）
molars（臼歯）
soft palate（軟口蓋）
tonsil（へんとう腺）
tongue（舌）
lingual frenulum（舌小帯）
sublingual papilla（舌下小丘）
vestibule（前庭）
lower lip（下唇）
upper lip（上唇）
superior labial frenulum
（上唇小帯）
palatine raphe（口蓋縫線）
hard palate（硬口蓋）
palatoglossal arch
（口蓋舌弓）
palatopharyngeal arch
（口蓋咽頭弓）
uvula（口蓋垂）
orapharynx（中咽頭）
gingivae (gum)（歯肉）
inferior labial frenulum
（下唇小帯）

Parts of an Eye, Parts of an Ear
目・耳の各部

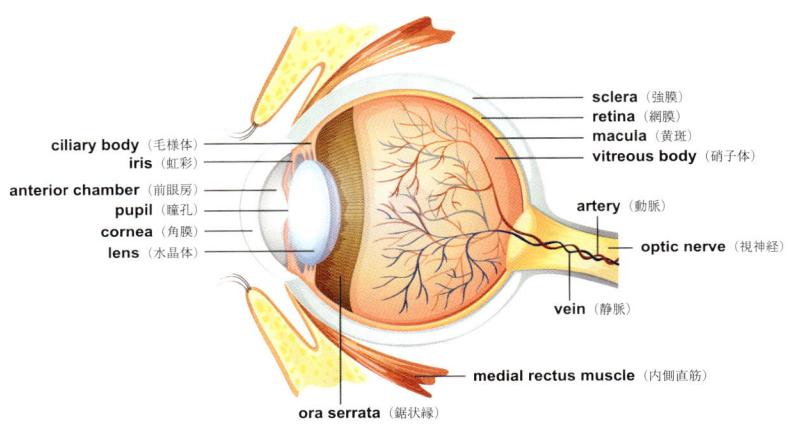

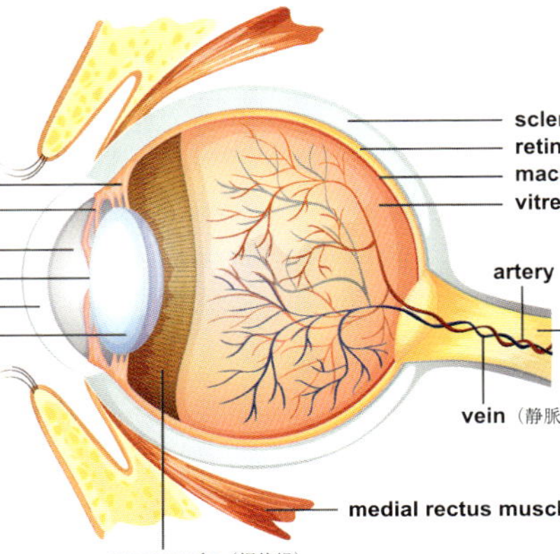

sclera（強膜）
retina（網膜）
macula（黄斑）
vitreous body（硝子体）
ciliary body（毛様体）
iris（虹彩）
anterior chamber（前眼房）
pupil（瞳孔）
cornea（角膜）
lens（水晶体）
artery（動脈）
optic nerve（視神経）
vein（静脈）
medial rectus muscle（内側直筋）
ora serrata（鋸状縁）

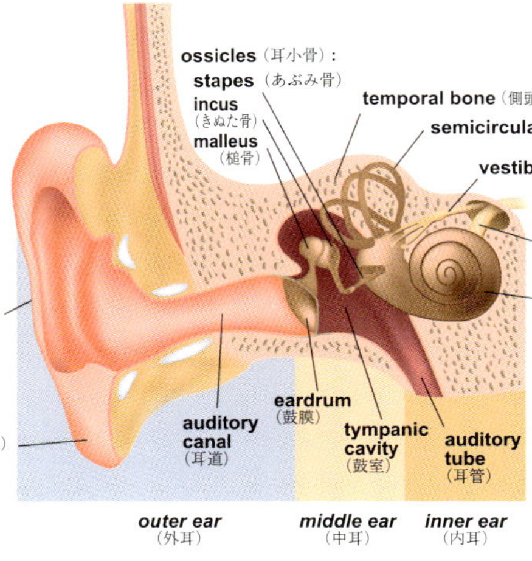

ossicles（耳小骨）：
stapes（あぶみ骨）
incus（きぬた骨）
malleus（槌骨）
temporal bone（側頭骨）
semicircular ducts（半規管）
vestibular nerve（前庭神経）
cochlear nerve（蝸牛神経）
cochlea（蝸牛）
auricle（耳介）
earlobe（耳たぶ）
auditory canal（耳道）
eardrum（鼓膜）
tympanic cavity（鼓室）
auditory tube（耳管）
outer ear（外耳）
middle ear（中耳）
inner ear（内耳）

Heart

心臓

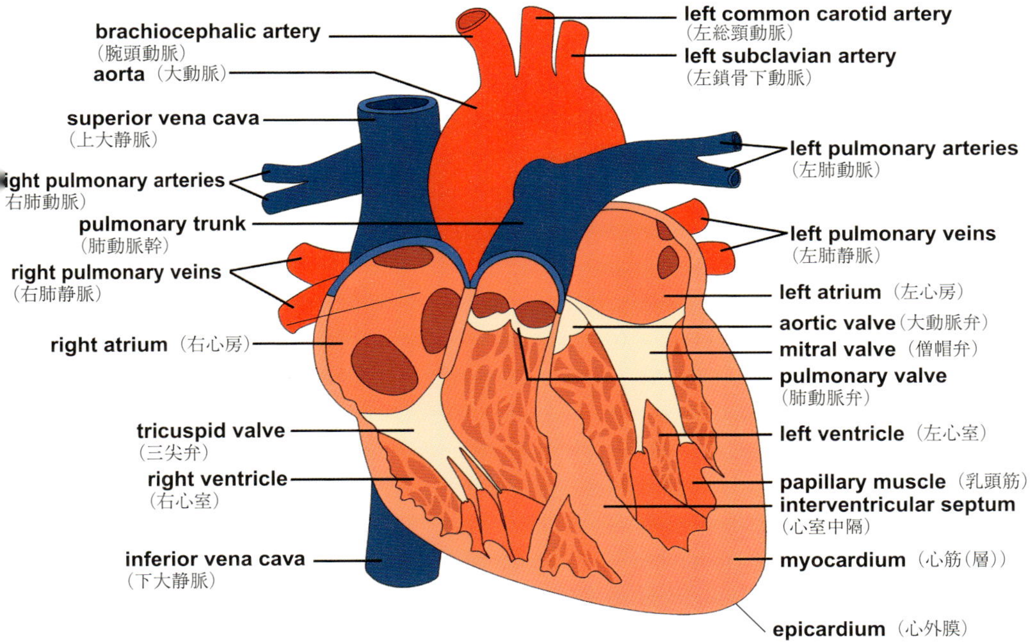
brachiocephalic artery
(腕頭動脈)
aorta（大動脈）
superior vena cava
(上大静脈)
ight pulmonary arteries
右肺動脈)
pulmonary trunk
(肺動脈幹)
right pulmonary veins
(右肺静脈)
right atrium（右心房）
tricuspid valve
(三尖弁)
right ventricle
(右心室)
inferior vena cava
(下大静脈)
left common carotid artery
(左総頸動脈)
left subclavian artery
(左鎖骨下動脈)
left pulmonary arteries
(左肺動脈)
left pulmonary veins
(左肺静脈)
left atrium（左心房）
aortic valve（大動脈弁）
mitral valve（僧帽弁）
pulmonary valve
(肺動脈弁)
left ventricle（左心室）
papillary muscle（乳頭筋）
interventricular septum
(心室中隔)
myocardium（心筋(層)）
epicardium（心外膜）

Implements

用具

a female hand with a finger splint
（女性の手の指のそえ木）

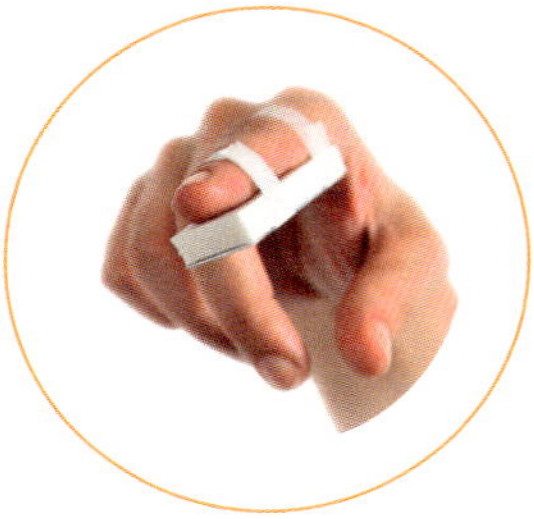

lancets with lancet injector
（披針と注射器）

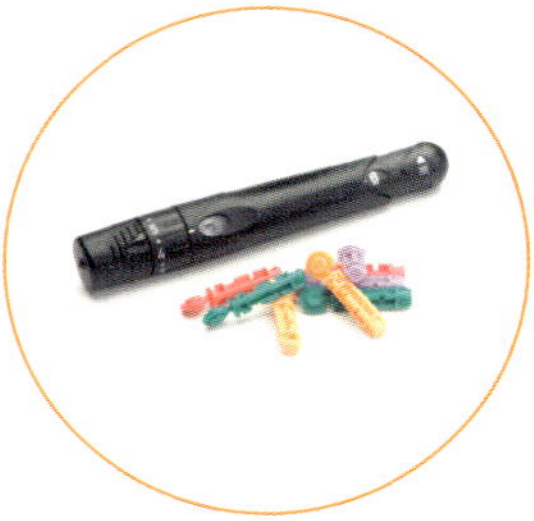

surgical forceps
（外科用鉗子）

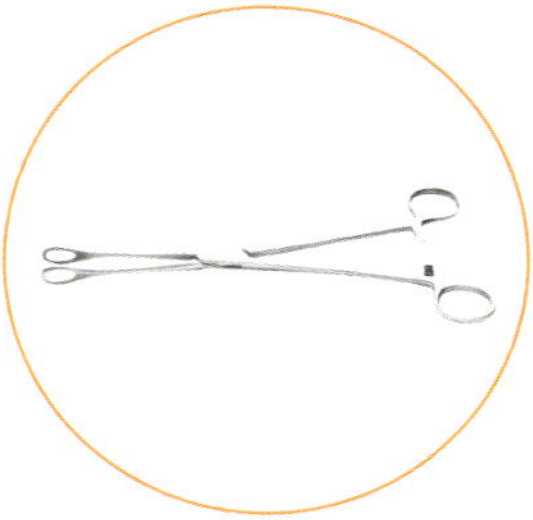

cotton swab
（綿棒）

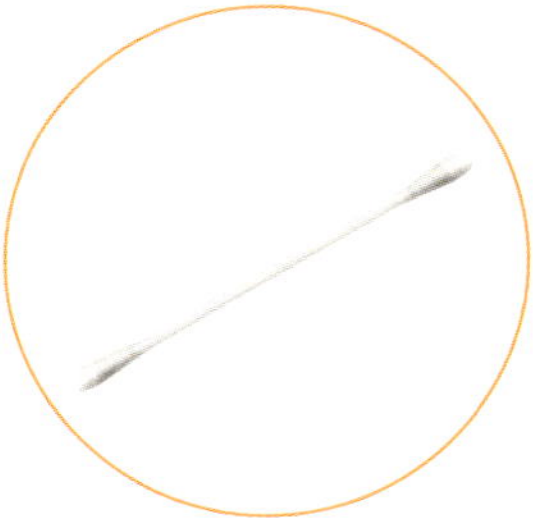

scalpel
（メス）

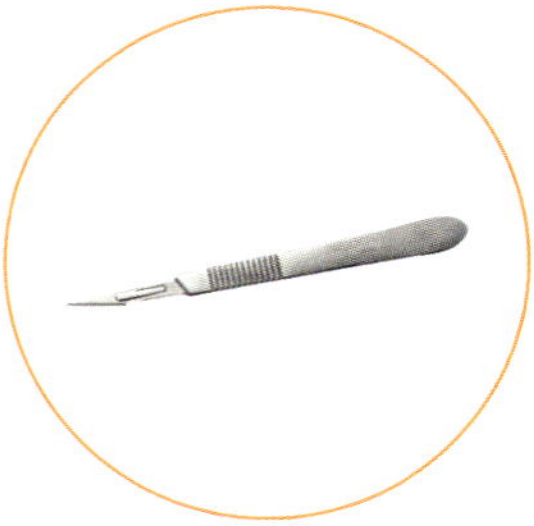

thermometer
（体温計）

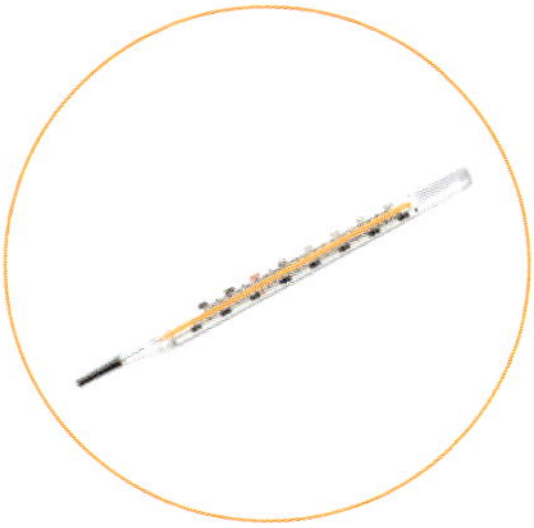

stethoscope
（聴診器）

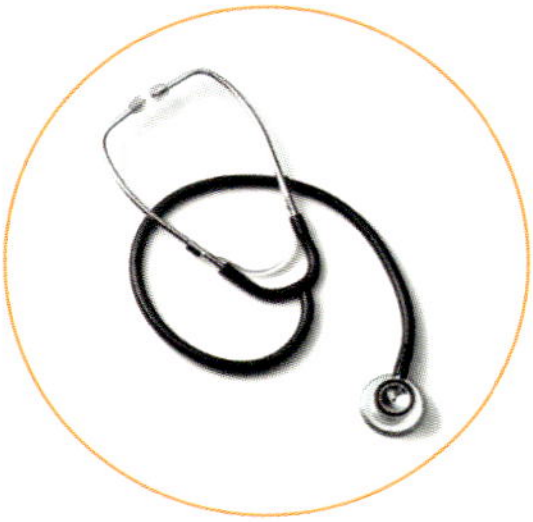

tweezers
（ピンセット）

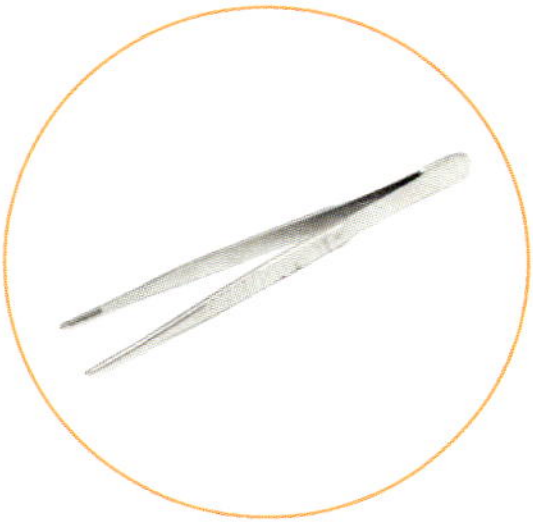

Implements
用具

sphygmomanometer
（血圧計）

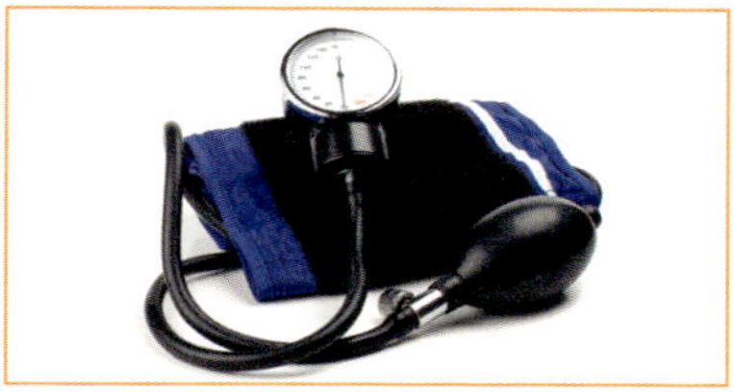

stretcher
（担架）

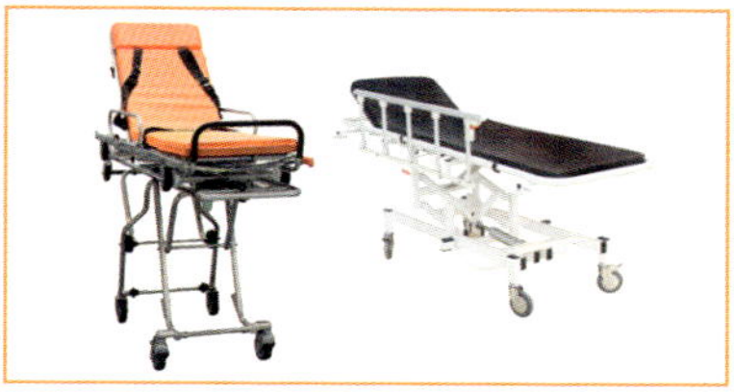

adhesive bandages set
（絆創膏セット）

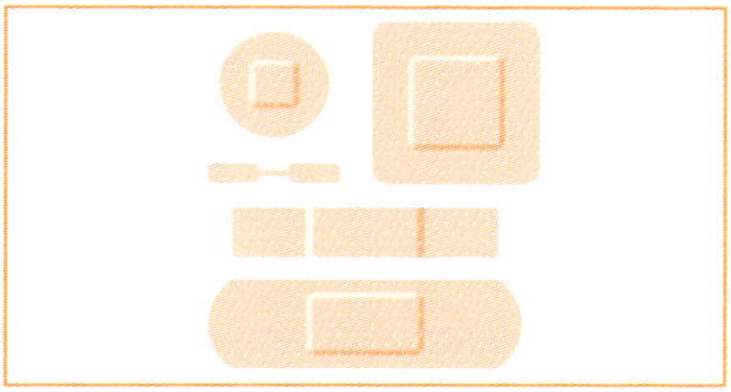

wheelchair
（車椅子）

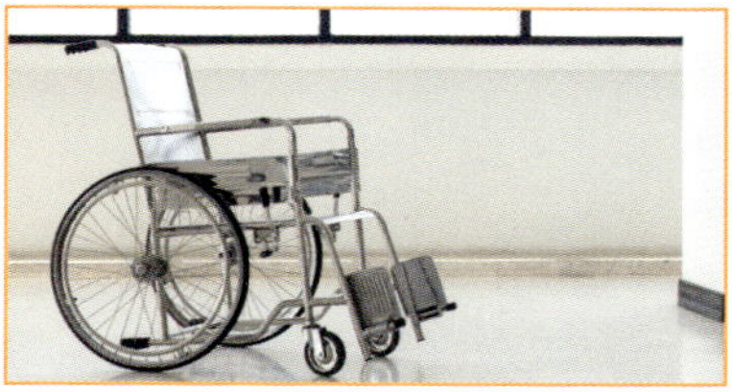

broken arm bone in cast
（骨折した腕のギプス）

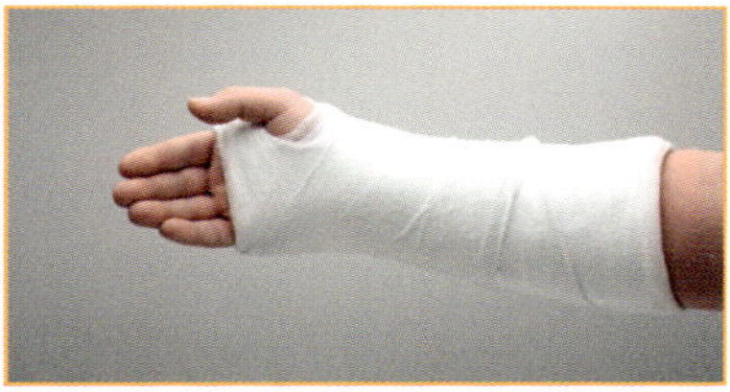

crutches
（松葉杖）

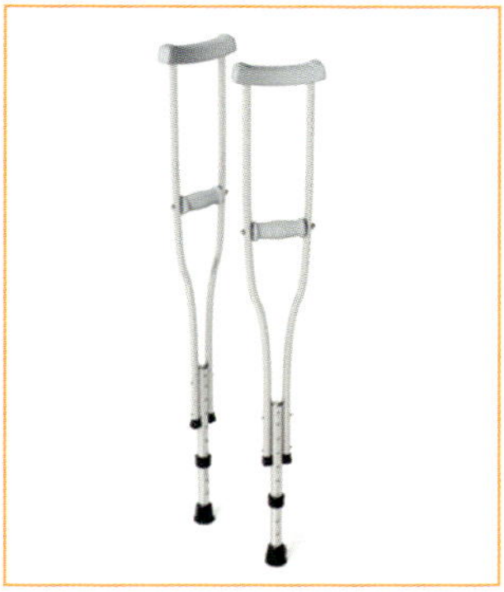

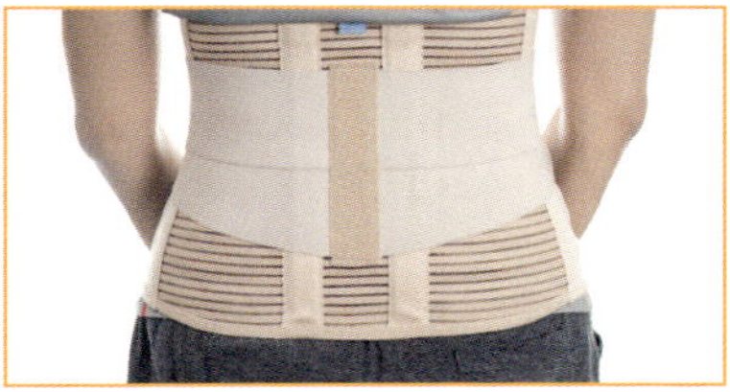

lumbar brace corset
（腰部コルセット）

Weights, Measures and Units
度量衡・単位変換表

質量	ポンド・ヤード法	換算	SI 単位換算
	pound	1 pound = 16 ounces	約 453.59g
	ounce	1 ounce = 16 drams	約 28.35g
	dram		約 1.77g

長さ	ポンド・ヤード法	換算	SI 単位換算
	yard	1 yard = 3 feet	約 91.44cm
	foot（単）, feet（複）	1 foot = 12 inches	約 30.48cm
	inch		約 2.54cm

液量	ポンド・ヤード法	換算	SI 単位換算（英）	SI 単位換算（米）
	gallon	1 gallon = 8 pints	約 4.55l	約 3.79l
	pint	1 pint = 20 ounces（英） 1 pint = 16 ounces（米）	約 568.26ml	約 473.18ml
	ounce		約 28.41ml	約 29.57ml

熱量	1 cal = 4.184J

温度	単位	SI 単位換算（摂氏）
	華氏	9/5℃ + 32
	ケルビン	℃ + 273.15

はじめに

本書は，医療・看護・歯科・福祉関連の基本的な英語用語・例文を集め，系統立って分類し，現在または将来医療に従事する方々が，専門分野の文献を読んだり，医療現場での会話表現を身につける機会に役立つことを主な目的として企画されました。さらに，医療に携わる方々だけでなく，英語圏の国々に旅行，留学，仕事などで滞在される方々にも役立つものと思われます。

本書の構成は，（Ⅰ）で医療の各分野で共通して必要とするような基本的で有用な語彙と例文を扱い,（Ⅱ）では,「消化器科」から「その他の病気」にいたる13の診療科別に，それぞれに関連する必須語彙と例文を集めてあります。そして，（Ⅲ）では，医学，医療用語によく用いられる接頭辞・語幹・接尾語を取り上げ，その意味と用例をまとめました。長くて複雑な語も，部分部分の意味が分かればおおよその見当がつきます。（Ⅴ）では，医療の現場では，たとえばカルテや看護記録を書くにあたり，略語を用いることがよくありますので，医療関連の略語の主なものをアルファベット順に整理しました。なお，本書で扱ったのはアメリカ英語の略語ですので，イギリス英語の医療関連の略語は若干異なっていることをあらかじめご了承ください。

用語の選定にあたっては，最も基本的な各ジャンルの必須単語を集めましたが，医療関連の語は日常あまりなじみのないものが多く，発音もわかりにくいと感じられることが多いものです。英語の辞書に用いられている発音記号ではよみにくいと危惧されますので，本書では発音記号と併記してカタカナで発音表記することにしました。ただし，カタカナによる英語の発音記号はあくまで便宜的なものですので，スペリングと対応させて，たとえば,［ス］が s[s] あるいは, th[θ] なのか, またラ行音が [l] あるいは [r] なのかは発音記号で確認していただく必要があります。また，本書付属のCDを聞いて耳からも音声を確認し，さらには，実際に声を出して発音されるとよいでしょう。

本書でマスターされた医療関連の語彙や例文が，臨床や研究の場で活用され，役立つことを願っています。また，さらに次の段階として医学英語大辞典の語彙や例文へと進まれるように希望します。

本書は，南雲堂フェニックスから発刊されていた『医療・看護・歯科英語基本用語用例集』を改訂し，2016年4月に南雲堂から新たに出版されることとなりました。改訂に際しては，すべての語彙・例文を見直し，現在医療の現場で必要なものにアップデートしました。追加項目としては，介護関連のセクションを（Ⅰ）に，度量衡・単位のセクションを（Ⅳ）に増設し，全体の例文に患者の立場の表現を加えました。

最後に，本書の企画と作成にあたり，いつもながら貴重なご助言とご協力をいただいた株式会社南雲堂の岡崎まち子氏，加藤敦氏に感謝のことばを申し上げます。

編著者

Download Audio

音声ファイル無料 DL のご案内

このテキストの音声を無料で視聴（ストリーミング）・ダウンロードできます。自習用音声としてご活用ください。
以下のサイトにアクセスしてテキスト番号で検索してください。

https://nanun-do.com　テキスト番号［ **087331** ］

※ 無線 LAN（WiFi）に接続してのご利用を推奨いたします。

※ 音声ダウンロードは Zip ファイルでの提供になります。
お使いの機器によっては別途ソフトウェア（アプリケーション）の導入が必要となります。

医療・看護・歯科・福祉英語基本用語用例集音声ダウンロードページは左記の QR コードからもご利用になれます。

目　次

Illustrations

The Human Body: Front View（人体前方部） ii
The Human Body: Rear View（人体後方部） iii
The Human Body Muscles: Front View（人体の筋肉（前）） iv
The Human Body Muscles: Rear View（人体の筋肉（後）） v
The Internal Organs（内臓器） vi
Female Genital Organs, Male Reproductive System
（女性生殖器、男性生殖器） vii
Endocrine System（内分泌系） viii
The Human Body Bones（人体の骨格の各部） ix
The Head, The Brain（頭部と脳） x
Parts of a Tooth, Parts of a Mouth（歯・口の部位） xi
Parts of an Eye, Parts of an Ear（目・耳の各部） xii
Heart（心臓） xiii
Implements（用具） xiv
Weights, Measures and Unit（度量衡・単位変換表） xvi

はじめに

（Ⅰ）医療関連基礎分野

1. 身体 10
人体（前方部） 10
人体（後方部） 11
頭部 12
内臓器１（浅部） 13
内臓器２（深部） 14
女性生殖器（前方部） 15

2. 医療専門職名・施設の名称 16
医学の専門分野と専門医 16
医師以外の医療にたずさわる人々 18
病院内の施設 20

3. 診察・治療・入院 22
A 用語 22
診断・治療・入院 22
症状と痛み 25
カルテ用語 27
B 例文 29

4. 病院で使われる器具・用具 32
用語 32

5. 痛みの表現 35
A 用語 35
各部の痛み 37
B 例文 39

6. 検査 41
A 用語 41
B 例文 46

7. 薬局 48
A 用語 48
剤形 48
医薬品の投与経路 49
医薬品その他 49

B 例文 …… 53
診察室で …… 53
薬局で …… 54

8. 介護関連用語 …… 57
A 用語 …… 57
B 例文 …… 61

(Ⅱ) 各診療科に関する用語

1. 消化器科 …… 66
A 用語 …… 66
B 例文 …… 72

2. 循環器科・血液科 …… 74
A 用語 …… 74
B 例文 …… 78

3. 呼吸器科 …… 81
A 用語 …… 81
B 例文 …… 84

4. 脳・神経科 …… 86
A 用語 …… 86
B 例文 …… 93

5. 泌尿器科・性病科 …… 95
A 用語 …… 95
B 例文 …… 99

6. 眼科 …… 102
A 用語 …… 102
B 例文 …… 106

7. 皮膚科 …… 108
A 用語 …… 108
B 例文 …… 111

8. 耳鼻咽喉科 …… 114
A 用語 …… 114
B 例文 …… 120

9. 産婦人科 …… 122
A 用語 …… 122
B 例文 …… 127

10. 小児科 …… 129
A 用語 …… 129
B 例文 …… 131

11. 外科・整形外科 …… 133
A 用語 …… 133
B 例文 …… 143

12. 歯科 …… 146
A 用語 …… 146
B 例文 …… 150

13. その他の病気 …… 153
A 用語 …… 153
B 例文 …… 156

(Ⅲ) 医療関連の接頭辞・語根・接尾辞

(Ⅳ) 度量衡・単位

(Ⅴ) 医療関連の略語

（Ⅰ）

医療関連基礎分野

1 身体 The Body

人体（前方部）The Human Body : Front View

CD-2

顔	face	[féis フェイス]
首	neck	[nék ネック]
肩	shoulder	[ʃóuldər ショウルダ]
胸	chest	[tʃést チェスト]
乳房	breast(s)	[brést(s) ブレスト(ツ)]
乳首	nipple	[nípl ニプル]
臍(へそ)	navel	[néivəl ネイヴァル]
	belly button	[béli bʌ́tn ベリ・バトゥン]
腰・ウエスト	waist	[wéist ウェイスト]
腹	abdomen	[ǽbdəmən アブダマン]
	stomach	[stʌ́mək スタマック]
性器	genitalia	[dʒènətéiliə ジェニテイリア]
	genital(s)	[dʒénətəl(z) ジェニタル(ズ)]
陰茎(ペニス)	penis	[píːnis ピーニス]
精巣(睾丸(こうがん))	testicle(s)	[téstikl(z) テスティクル(ズ)]
	testis (pl. testes)	[téstis (pl. téstiːz) テスティス (テスティーズ)]
膣	vagina	[vədʒáinə ヴァジャイナ]
陰唇(いんしん)	labia	[léibiə レイビア]
上肢(じょうし)	upper extremity(-ties)	[ʌ́pər ikstréməti(z) アパ・イクストレミティ(ズ)]
腕	arm	[áːrm アーム]

上腕	upper arm	[ʌ́pər ɑ́:rm アパ・アーム]
前腕	forearm	[fɔ́:rɑ̀:rm フォアーム]
肘(ひじ)	elbow	[élbou エルボウ]
手首	wrist	[ríst リスト]
手	hand	[hǽnd ハンド]
手のひら	palm	[pɑ́:m パーム]
指	finger	[fíŋgər フィンガ]
親指	thumb	[θʌ́m サム]
人差し指	index finger	[índeks fíŋgər インデクス・フィンガ]
中指	middle finger	[mídl fíŋgər ミドル・フィンガ]
薬指	ring finger	[ríŋ fíŋgər リング・フィンガ]
小指	little finger	[lítl fíŋgər リトル・フィンガ]
指爪	finger nail	[fíŋgər néil フィンガ・ネイル]
中手指節関節／指関節	knuckle	[nʌ́kl ナクル]
関節	joint	[dʒɔ́int ジョイント]
下肢(かし)	lower extremity(-ties)	[lóuər ikstréməti(z) ロウア・イクストレミティ(ズ)]
大腿	thigh	[θái サイ]
ひざ	knee	[ní: ニー]
向こうずね	shin	[ʃín シン]
脚；下腿(かたい)	leg	[lég レッグ]
足首	ankle	[ǽŋkl アンクル]
足	foot	[fút フット]

人体（後方部）The Human Body : Rear View

CD-3

背中	back	[bǽk バック]

脇の下／腋窩(えきか)	armpit	[ɑ́ːrmpìt アームピット]
	underarm	[ʌ́ndərɑ̀ːrm アンダアーム]
臀部(でんぶ)	buttock(s)	[bʌ́tək(s) バタック(ス)]
尻の側面	hip	[híps ヒップ]
肛門	anus	[éinəs エイナス]
ふくらはぎ	calf	[kǽf カフ]
かかと	heel	[híːl ヒール]
足の指	toe	[tóu トウ]
母趾（足の親指）	big toe	[bíg tóu ビッグ・トウ]
第五趾（足の小指）	little toe	[lítl tóu リトル・トウ]
足指の爪	toe nail	[tóu néil トウ・ネイル]
足の甲	instep	[ínstep インステップ]
足の裏	sole	[sóul ソウル]

頭部　The Head

CD-4

後頭部	occiput	[ɑ́ksəpʌ̀t アクサパット]
髪	hair	[héər ヘア]
額	forehead	[fɔ́ːrhèd フォヘッド；fɔ́ːrid フォーリッド]
こめかみ	temple	[témpl テンプル]
眉	eyebrow	[áibràu アイブラウ]
目	eye	[ái アイ]
まつげ	eyelash(es)	[áilæ̀ʃ(iz) アイラッシュ(シィズ)]
まぶた	eyelid	[áilìd アイリッド]
頬(ほお)	cheek	[tʃíːk チーク]
耳	ear	[íər イア]

鼻	nose	[nóuz ノウズ]
鼻孔	nostril	[nástrəl ナストリル]
口	mouth	[máuθ マウス]
唇	lips	[líps リップス]
上唇(じょうしん)	upper lip	[ʌ́pər líp アパ・リップ]
下唇(かしん)	lower lip	[lóuər líp ロウア・リップ]
顎(あご)	jaw	[dʒɔ́: ジョー]
顎先；頤(おとがい)	chin	[tʃín チン]

内臓器１（浅部）The Internal Organs 1

CD-5

脳	brain	[bréin ブレイン]
頭蓋骨	skull	[skʌ́l スカル]
脊髄	spinal cord	[spáinl kɔ́:rd スパイヌル・コード]
喉(のど)	throat	[θróut スロウト]
喉頭	larynx	[lǽriŋks ラリンクス]
咽頭	pharynx	[fǽriŋks ファリンクス]
舌	tongue	[tʌ́ŋ タング]
気管	windpipe	[wíndpàip ウィンドパイプ]
	trachea	[tréikiə トレイキア]
扁桃	tonsils	[tánsilz タンスィルズ]
皮膚	skin	[skín スキン]
骨	bone	[bóun ボウン]
筋肉	muscle	[mʌ́sl マスル]
神経	nerve	[nə́:rv ナーヴ]
血管	blood vessel	[blʌ́d vésəl ブラッド・ヴェセル]
静脈	vein	[véin ヴェイン]
動脈	artery	[á:rtəri アータリ]

甲状腺	thyroid	[θáirɔid サイロイド]
肺	lung	[lʌ́ŋ ラング]
食道	esophagus	[isɑ́fəgəs イサファガス]
肝臓	liver	[lívər リヴァ]
横隔膜（おうかくまく）	diaphragm	[dáiəfræ̀m ダイアフラム]
胆嚢（たんのう）	gallbladder	[gɔ́:lblæ̀dər ゴールブラダ]
胃	stomach	[stʌ́mək スタマック]
腸	intestines	[intéstinz インテスティンズ]
大腸	large intestine	[lɑ́:rdʒ intéstin ラージ・インテスティン]
上行結腸	ascending colon	[əséndiŋ kóulən アセンディング・コウラン]
横行結腸	transverse colon	[trænsvɔ́:rs kóulən トランスヴァース・コウラン]
下行結腸	descending colon	[diséndiŋ kóulən ディセンディング・コウラン]
S状結腸	sigmoid colon	[sígmɔid kóulən シグモイド・コウラン]
小腸	small intestine	[smɔ́:l intéstin スモール・インテスティン]
空腸	jejunum	[dʒidʒú:nəm ジジューナム]
回腸	ileum	[íliəm イリアム]
十二指腸	duodenum	[dju:ədí:nəm デューオディーナム]
結腸	colon	[kóulən コウラン]
盲腸	cecum	[sí:kəm スィーカム]
虫垂（ちゅうすい）	appendix	[əpéndiks アペンディクス]
直腸	rectum	[réktəm レクタム]

内臓器２（深部）The Internal Organs 2

CD-6

心臓	heart	[hɑ́:rt ハート]
脾臓（ひぞう）	spleen	[splí:n スプリーン]
大静脈	vena cava	[ví:nə kɑ́:və ヴィーナ・カーヴァ]
大動脈	aorta	[eiɔ́:rtə エイオータ]

腎臓	**kidney**	[kídni キドニ]
副腎	**adrenal gland**	[ədríːnl glǽnd アドリーヌル・グランド]
膵臓（すいぞう）	**pancreas**	[pǽnkriəs パンクリアス]
尿管	**ureter**	[juəríːtər ユァリータ]
尿道	**urethra**	[juəríːθrə ユァリースラ]
膀胱	**(urinary) bladder**	[(júərənèri) blǽdər（ユアラネリ）ブラダ]

女性生殖器（前方部）Female Genital Organs : Front View

CD-7

子宮	**uterus**	[júːtərəs ユータラス]
子宮頸部	**uterine cervix**	[júːtərin sə́ːrviks ユータリン・サーヴィクス]
卵巣	**ovary**	[óuvəri オウヴァリ]
卵管	**fallopian tube**	[fəlóupiən tʃúːb ファロウピアン・チューブ]

2 医療専門職名・施設の名称

Specialties and Facilities

医学の専門分野と専門医

CD-8

い	胃腸科	gastroenterology	[gæ̀strouèntərálədʒi ギャストロゥエンタ**ラ**ラジ]
	胃腸科医	gastroenterologist	[gæ̀strouèntərálədʒist ギャストロゥエンタ**ラ**ラジスト]
か	眼科	ophthalmology	[ɑ̀fθælmálədʒi アフサル**マ**ラジ]
	眼科医	ophthalmologist	[ɑ̀fθælmálədʒist アフサル**マ**ラジスト]
け	形成外科	plastic surgery	[plǽstik sə́ːrdʒəri プ**ラ**スティック・**サー**ジャリ]
	形成外科医	plastic surgeon	[plǽstik sə́ːrdʒən プ**ラ**スティック・**サー**ジャン]
	外科	surgery	[sə́ːrdʒəri **サー**ジャリ]
	外科医	surgeon	[sə́ːrdʒən **サー**ジャン]
	血液科	hematology	[hìmətálədʒi ヒマ**タ**ラジ]
	血液科医	hematologist	[hìmətálədʒist ヒマ**タ**ラジスト]
こ	口腔外科	oral surgery	[ɔ́ːrəl sə́ːrdʒəri **オー**ラル・**サー**ジャリ]
	口腔外科医	oral surgeon	[ɔ́ːrəl sə́ːrdʒən **オー**ラル・**サー**ジャン]
	肛門科	proctology	[prɑktálədʒi プラク**タ**ラジ]
	肛門科医	proctologist	[prɑktálədʒist プラク**タ**ラジスト]

	呼吸器内科	**pulmonary medicine**	[pʌ́lmənèri médəsin パルマネリ・メディスィン]
		respiratory medicine	[réspərətɔ̀:ri médəsin レスパラトーリ・メディスィン]
	呼吸器内科医	**pulmonologist**	[pʌ̀lmənálədʒist パルマナラジスト]
さ	産婦人科	**obstetrics and gynecology**	[əbstétriks ənd gàinikálədʒi アブステトリクス・アンド・ガイナカラジ]
	産科医	**obstetrician**	[àbstətríʃən アブスタトリシャン]
	婦人科医	**gynecologist**	[gàinikálədʒist ガイナカラジスト]
し	歯科	**dentistry**	[déntistri デンティストリ]
	歯科医	**dentist**	[déntist デンティスト]
	耳鼻咽喉科	**otorhinolaryngology**	[òutouràinoulæ̀riŋgálədʒi オゥトゥライノゥラリンガラジ]
	耳鼻咽喉科医	**otorhinolaryngologist**	[òutouràinoulæ̀ringálədʒist オゥトゥライノゥラリンガラジスト]
	循環器内科	**cardiology**	[kà:*r*diálədʒi カーディアラジ]
	循環器内科医	**cardiologist**	[kà:*r*diálədʒist カーディアラジスト]
	小児科	**pediatrics**	[pì:diǽtriks ピーディアトリクス]
	小児科医	**pediatrician**	[pì:diətríʃən ピーディアトリシャン]
	神経内科	**neurology**	[n*j*uərálədʒi ニュ(ァ)ララジ]
	神経内科医	**neurologist**	[n*j*uərálədʒist ニュ(ァ)ララジスト]
せ	整形外科	**orthopedics**	[ɔ̀:*r*θəpí:diks オーサピーディックス]
	整形外科医	**orthopedic surgeon**	[ɔ̀:*r*θəpí:dik sə́:*r*dʒən オーサピーディック・サージャン]

	精神科	psychiatry	[sikáiətri スィ**カ**イアトリ]
	精神科医	psychiatrist	[sikáiətrist スィ**カ**イアトリスト]
な	内科	internal medicine	[intə́:rnl médəsin イン**ター**ナル・**メ**ディスィン]
	内科医	internist	[íntə:rnist **イ**ンターニスト]
		physician	[fizíʃən フィ**ズィ**シャン]
の	脳神経外科	neurosurgery	[njùərousə́:rdʒəri ニュ(ァ)ロウ**サー**ジェリ]
	脳神経外科医	neurosurgeon	[njùərousə́:rdʒən ニュ(ァ)ロウ**サー**ジャン]
ひ	泌尿器科	urology	[juərálədʒi ユァ**ラ**ラジ]
	泌尿器科医	urologist	[juərálədʒist ユァ**ラ**ラジスト]
	皮膚科	dermatology	[də̀:rmətálədʒi ダーマ**タ**ラジ]
	皮膚科医	dermatologist	[də̀:rmətálədʒist ダーマ**タ**ラジスト]
	美容整形外科	cosmetic surgery	[kazmétik sə́:rdʒəri カズ**メ**ティック・**サー**ジェリ]
	美容整形外科医	cosmetic surgeon	[kazmétik sə́:rdʒən カズ**メ**ティック・**サー**ジャン]
ほ	放射線科	radiology	[rèidiálədʒi レイディ**ア**ラジ]
	放射線科医	radiologist	[rèidiálədʒist レイディ**ア**ラジスト]
ま	麻酔科	anesthesiology	[æ̀nəsθì:ziálədʒi アナスシーズィ**ア**ラジ]
	麻酔科医	anesthesiologist	[æ̀nəsθì:ziálədʒist アナスシーズィ**ア**ラジスト]

医師以外の医療にたずさわる人々

CD-9

い	医療周辺従事者	paramedic	[pǽrəmèdik **パ**ラメディック]

か	看護師	**nurse**	[nə́:rs ナース]
	看護師長	**head nurse**	[héd nə́:rs ヘッド・ナース]
	准看護師	**licensed practical nurse (LPN)**	[láisənst prǽktikəl nə́:rs ライセンスト・プラクティカル・ナース]
	診療看護師	**nurse practitioner (NP)**	[nə́:rs præktíʃənər ナース・プラクティショナ]
	正看護師	**registered nurse (RN)**	[rédʒistərd nə́:rs レジスタド・ナース]
	管理栄養士	**registered dietician**	[rédʒistərd dàiətíʃən レジスタド・ダイエティシャン]
		nutritionist	[njuːtríʃənist ニュートリシャニスト]
き	救急救命士	**paramedic**	[pǽrəmèdik パラメディック]
		emergency medical technician (EMT)	[imə́:rdʒənsi médikəl tekníʃən イマージャンスィ・メディカル・テクニシャン]
け	言語聴覚士	**speech therapist**	[spí:tʃ θérəpist スピーチ・セラピスト]
さ	作業療法士	**occupational therapist**	[ɑ̀kjupéiʃənl θérəpist アキュペイショナル・セラピスト]
し	指圧療法士	**acupressurist**	[ǽkjuprèʃərist アキュプレシャリスト]
	歯科衛生士	**dental hygienist**	[déntl haidʒí:nist デンタル・ハイジーニスト]
	歯科技工士	**dental laboratory technician**	[déntl lǽbərətɔ̀:ri tekníʃən デンタル・ラボラトーリ・テクニシャン]
	視能訓練士	**orthoptist**	[ɔ:rθɑ́ptist オーサプティスト]
	助産師	**midwife**	[mídwàif ミッドワイフ]
ち	調剤師	**chemist** (英)	[kémist ケミスト]
		pharmacist (米)	[fɑ́:rməsist ファーマスィスト]

は　鍼療法士（はりりょうほうし）　**acupuncturist**　[ǽkjupʌ̀ŋktʃərist アキュパンクチュリスト]

ほ　保健師　**community (public) health nurse**　[kəmjú:nəti (pʌ́blik) hèlθ nə́:rs コミューニティ（パブリック）・ヘルス・ナース]

や　薬剤師　**chemist**（英）　[kémist ケミスト]

pharmacist（米）　[fá:rməsist ファーマスィスト]

り　理学療法士　**physical therapist**　[fízikəl θérəpist フィズィカル・セラピスト]

臨床検査技師　**clinical technologist**　[klínikəl teknálədʒist クリニカル・テクナラジスト]

medical laboratory technologist　[médikəl lǽbərətɔ̀:ri teknálədʒist メディカル・ラボラトーリ・テクナラジスト]

臨床工学技士　**medical engineer**　[médikəl èndʒiníər メディカル・エンジニア]

clinical engineer　[klínikəl èndʒiníər クリニカル・エンジニア]

れ　レントゲン技師　**radiographic technologist**　[rèidiougrǽfik teknálədʒist レイディオゥグラフィック・テクナラジスト]

病院内の施設

CD-10

か　回復室　**recovery room**　[rikʌ́vəri rù:m リカヴァリ・ルーム]

外来受付　**outpatient reception**　[áutpèiʃənt risépʃən アウトペイシェント・リセプシャン]

外来患者診療室（医科大学・病院付属の）　**outpatient clinic**　[áutpèiʃənt klínik アウトペイシェント・クリニック]

き　緊急処置室　**emergency room (ER)**　[imə́:rdʒənsi rù:m イマージャンスィ・ルーム]

し	集中治療室	intensive care unit (ICU)	[inténsiv kéər jù:nit イン**テ**ンスィヴ・**ケ**ア・ユーニット]
	手術室	operating room (OR)	[ápərèitiŋ rù:m **ア**ペレイティング・ルーム]
	準備室	preparation room	[prèpəréiʃən rù:m プリパ**レ**イシャン・ルーム]
	処置室	treatment room	[trí:tmənt rù:m ト**リー**トメント・ルーム]
	診察室	consultation room	[kɑnsəltéiʃən rù:m カンサル**テ**イシャン・ルーム]
		examination room	[igzæmənéiʃən rù:m イグザミ**ネ**イシャン・ルーム]
ち	調剤室	dispensary	[dispénsəri ディス**ペ**ンサリ]
な	ナースステーション	nurses' station	[nə́:rsiz stèiʃən **ナー**スィズ・ステイシャン]
に	入院受付	admission desk	[ædmíʃən dèsk アド**ミッ**シャン・デスク]
ひ	病室	sickroom	[síkru:m **スィッ**クルーム]
	病棟	ward	[wɔ́:rd **ウォー**ド]
ふ	分娩室	delivery room	[dilívəri rù:m ディ**リ**ヴァリ・ルーム]
ま	待合室	waiting room	[wéitiŋ rù:m **ウェ**イティング・ルーム]
や	薬局	pharmacy	[fá:rməsi **ファー**マスィ]
り	臨床検査室	clinical laboratory	[klínikəl lǽbərətɔ̀:ri ク**リ**ニカル・**ラ**ボラトーリ]
れ	霊安室	mortuary	[mɔ́:rtʃuèri **モー**チュエリ]
	レントゲン撮影室	radiographic room	[rèidiougrǽfik rù:m レイディオゥグ**ラ**フィック・ルーム]
		X-ray room	[éksrèi rù:m **エ**クスレイ・ルーム]

3 診察・治療・入院
Medical Examination / Treatment / Hospitalization

A 用 語

診断・治療・入院

CD-11

い	医者の(病床の)患者に対する接し方	bedside manner	[bédsàid mǽnər ベッドサイド・マナ]
	医療説明書，診断書	medical certificate	[médikəl sərtífikət メディカル・サティフィカット]
	医療面接	medical interview	[médikəl íntərvjùː メディカル・インタヴュー]
う	運動療法	exercise therapy	[éksərsàiz θérəpi エクササイズ・セラピ]
お	応急手当	first aid	[fə́ːrst éid ファースト・エイド]
か	回診	rounds	[ráundz ラウンズ]
	回復	recovery	[rikʌ́vəri リカヴァリ]
	外来患者	outpatient	[áutpèiʃənt アウトペイシャント]
	化学療法	chemotherapy	[kíːmouθérəpi キーモウセラピ]
	家族療法	family therapy	[fǽməli θérəpi ファマリ・セラピ]
	合併症	complication	[kɑmpləkéiʃən コンプリケイション]
き	緊急事態	emergency	[imə́ːrdʒənsi イマージャンスィ]
け	血圧	blood pressure	[blʌ́d préʃər ブラッド・プレッシャ]
	血液型	blood type	[blʌ́d táip ブラッド・タイプ]

	健康保険	health insurance	[hélθ inʃúərəns ヘルス・インシュアランス]
さ	再発	relapse	[rilǽps リラプス]
		recurrence	[rikə́ːrəns リカーランス]
	作業療法	occupational therapy (OT)	[ɑkjupéiʃənl θérəpi アキュペイショナル・セラピ]
し	自覚症状	subjective findings	[səbdʒéktiv fáindiŋz サブジェクティヴ・ファインディングズ]
	事故	accident	[ǽksədənt アクシデント]
	視診	inspection	[inspékʃən インスペクシャン]
	手術	operation	[ɑpəréiʃən オパレイション]
		surgery	[sə́ːrdʒəri サージャリ]
	症状(徴候)	symptom	[símptəm スィンプタム]
	消毒	disinfection	[dìsinfékʃən ディスインフェクシャン]
	触診	palpation	[pælpéiʃən パルペイシャン]
	初診	first visit	[fə́ːrst vízit ファースト・ヴィズィット]
	再診	revisit	[rìvízit リヴィズィット]
	処方(箋), 処方箋調剤	prescription	[priskrípʃən プリスクリプシャン]
	診察券	I. D. card	[ái díː kάːrd アイ・ディー・カード]
	診断	diagnosis	[dàiəgnóusis ダイアグノウスィス]
	臨床診断	clinical diagnosis	[klínikəl dàiəgnóusis クリニカル・ダイアグノウスィス]
せ	精神(心理)療法	psychotherapy	[sàikouθérəpi サイコウセラピ]
	絶対安静	absolute (bed) rest	[ǽbsəluːt (béd) rést アブソリュート・(ベッド)・レスト]
た	他覚所見	objective findings	[əbdʒéktiv fáindiŋz オブジェクティヴ・ファインディングズ]

退院 **discharge** [dístʃaːrdʒ ディスチャージ]

体温 **temperature** [témpərətʃər テンパラチャ]

打診 **percussion** [pərkʌ́ʃən パカッシャン]

ち

治癒，回復，治療（法） **cure** [kjúər キュア]

注射 **injection** [indʒékʃən インジェクシャン]

　筋肉内注射 **intramuscular (IM) injection** [ìntrəmʌ́skjulər indʒékʃən インドラマスキュラ・インジェクシャン]

　静脈内注射 **intravenous (IV) injection** [ìntrəvíːnəs indʒékʃən イントラヴィーナス・インジェクシャン]

　皮下注射 **hypodermic injection** [hàipədə́ːrmik indʒékʃən ハイポダーミック・インジェクシャン]

　subcutaneous injection [sʌ̀bkjuːtéiniəs indʒékʃən サブキュテイニアス・インジェクシャン]

　皮内注射 **intradermal injection** [ìntrədə́ːrməl ìndʒékʃən イントラダーマル・インジェクシャン]

　点滴注射 **intravenous drip (IV drip)** [ìntrəvíːnəs dríp イントラヴィーナス・ドリップ]

　点滴静注 **intravenous drip infusion** [ìntrəvíːnəs dríp infjúːʒən イントラヴィーナス・ドリップ・インフュージャン]

　静注薬物 **intravenous drug (IV drug)** [ìntrəvíːnəs drʌ́g イントラヴィーナス・ドラッグ]

徴候 **sign** [sáin サイン]

聴診 **auscultation** [ɔ̀ːskəltéiʃən オースカルテイシャン]

直腸指診 **digital rectal examination** [dídʒətl réktl igzæ̀mənéiʃən ディジタル・レクタル・イグザミネイシャン]

治療 **treatment** [tríːtmənt トリートメント]

て

定期検査 **routine examination** [ruːtíːn igzæ̀mənéiʃən ルーティーン・イグザミネイシャン]

と	投薬・薬物治療	medication	[mèdəkéiʃən メディケイシャン]
		administration of drugs	[ædmìnəstréiʃən əv drʌ́gz アドミニストレイシャン・アヴ・ドラッグズ]
	特殊検査	special examination	[spéʃəl igzæ̀mənéiʃən スペシャル・イグザミネイシャン]
に	入院	admission	[ædmíʃən アドミッション]
		hospitalization	[hàspitəlizéiʃən ハスピタリゼイシャン]
	入院患者	inpatient	[ínpèiʃənt インペイシャント]
	入院期間	hospitalization	[hàspitəlizéiʃən ハスピタリゼイシャン]
	入院手続窓口	admission office	[ædmíʃən ɔ́fis アドミッション・オフィス]
	入院費用	hospital fee	[háspitəl fí: ハスピタル・フィー]
ほ	放射線療法	radiotherapy	[rèidiouθérəpi レイディオウセラピ]
	保険証	health insurance certificate	[hélθ inʃúərəns sərtífikət ヘルス・インシュアランス・サティフィカット]
ま	末期医療	terminal care	[tə́:rmənl kéər ターミナル・ケア]
め	免疫療法	immunotherapy	[ìmjunəθérəpi イミュナセラピ]
	面会時間	visiting hours	[vízitiŋ áuərz ヴィズィティング・アウアズ]
や	薬物療法	pharmacotherapy	[fà:rməkouθérəpi ファーマコウセラピ]
ゆ	輸血	transfusion	[trænsfjú:ʒən トランスフュージャン]
り	理学療法	physical therapy (PT)	[fízikəl θérəpi フィズィカル·セラピ]

症状と痛み

CD-12

あ	アレルギー	allergy	[ælərdʒi アラジ]

い	息切れ	shortness of breath	[ʃɔ́:rtnis əv bréθ ショートネス・アヴ・ブレス]
	胃痛	stomachache	[stʌ́məkèik スタマケイク]
	咽頭痛	sore throat	[sɔ́:r θróut ソア・スロウト]
え	炎症	inflammation	[ìnfləméiʃən インフラメイシャン]
お	嘔吐	vomiting	[vámitiŋ ヴォミティング]
	悪寒	chill(s)	[tʃíl(z) チル（ズ）]
か	かさぶた	crust	[krʌ́st クラスト]
	かゆみ	itch	[ítʃ イッチ]
	過労	overwork	[òuvərwə:rk オウヴァワーク]
	関節痛	joint pain	[dʒɔ́int péin ジョイント・ペイン]
	眼痛・ただれ目	sore eye(s)	[sɔ́:r ái(z) ソア・アイ（ズ）]
き	傷	wound	[wú:nd ウーンド]
	胸痛	chest pain	[tʃést péin チェスト・ペイン]
	筋肉痛	muscle pain	[mʌ́sl péin マスル・ペイン]
け	頸部痛	neck pain	[nék péin ネック・ペイン]
	怪我をする	be injured	[bí: índʒərd ビー・インジャド]
		be wounded	[bí: wú:ndid ビー・ウーンディド]
	下痢	diarrhea	[dàiərí:ə ダイアリーア]
こ	呼吸困難	dyspnea	[dis(p)ní:ə ディス（プ）ニーア]
し	歯痛	toothache	[tú:θèik トゥースエイク]
	しゃっくり	hiccup	[híkʌp ヒカップ]
	食欲	appetite	[ǽpətàit アピタイト]
	神経質	nervousness	[nə́:rvəsnès ナーヴァスネス]
	蕁麻疹（じんましん）	hives	[háivz ハイヴズ]
す	頭痛	headache	[hédeik ヘディク]
	偏頭痛	migraine	[máigrein マイグレイン]
せ	咳	cough	[kɔ́:f コーフ]

	喘息	asthma	[ǽzmə アズマ]
た	体重減少	weight loss	[wéit lɔ́:s ウェイト・ロス]
	痰	sputum	[spjú:təm スピュータム]
と	床ずれ	bedsore	[bédsɔ̀:r ベッドソア]
は	吐き気	nausea	[nɔ́:ziə ノーズィア]
	発熱	fever	[fí:vər フィーヴァ]
ひ	疲労	fatigue	[fətí:g ファティーグ]
		tiredness	[táiərdnès タイアドネス]
ふ	不快感	discomfort	[diskʌ́mfərt ディスカンファト]
	腹痛	abdominal pain	[æbdámənl péin アブダミナル・ペイン]
	下腹部痛	lower abdominal pain	[lóuər æbdámənl péin ロウア・アブダミナル・ペイン]
	不眠症	insomnia	[insámniə インサムニア]
へ	便通	bowel movement	[báuəl mú:vmənt バウアル・ムーヴメント]
み	耳鳴り，耳鳴(じめい)	tinnitus	[tináitəs ティナイタス]
め	めまい	dizziness	[dízines ディズィネス]
	回転性めまい	vertigo	[və́:rtigòu ヴァーティゴウ]
よ	腰背部痛	low back pain	[lóu bǽk péin ロウ・バック・ペイン]

カルテ用語

CD-13

か	家族歴	family history	[fǽməli hístəri ファミリ・ヒストリ]
	カルテ	medical chart	[médikəl tʃá:rt メディカル・チャート]
		medical record	[médikəl rékərd メディカル・レカド]

き	既往症(歴)	past history	[pǽst hístəri パスト・ヒストリ]
け	経過記録	progress note	[prágres nóut プラグレス・ノウト]
	検査所見	laboratory findings	[lǽbərətɔ:ri fáindiŋz ラボラトーリ・ファインディングズ]
	現症	status presens	[stéitəs prézns ステイタス・プリゼンス]
		present illness	[préznt ílnis プレズント・イルニス]
	現病歴	history of present illness	[hístəri əv préznt ílnis ヒストリ・アヴ・プレズント・イルニス]
こ	個人歴	personal history	[pə́:rsənl hístəri パーソナル・ヒストリ]
	結婚歴	marital history	[mǽrətl hístəri マリタル・ヒストリ]
	職業歴	occupational history	[àkjupéiʃənl hístəri オキュペイショナル・ヒストリ]
	社会歴	social history	[sóuʃəl hístəri ソウシャル・ヒストリ]
	習慣	habit(s)	[hǽbit(s) ハビット(ツ)]
し	指示	order	[ɔ́:rdər オーダ]
	手術記載(記録)	operation record	[ɑpəréiʃən rékərd アパレイシャン・レカド]
		operative note	[ɑ́pərətiv nóut アパレティヴ・ノウト]
	主訴	chief complaint	[tʃí:f kəmpléint チーフ・カンプレイント]
		present complaint	[préznt kəmpléint プレズント・カンプレイント]
	診察	physical examination	[fízikəl igzæ̀mənéiʃən フィズィカル・イグザミネイシャン]
	診断	diagnosis	[dàiəgnóusis ダイアグノウスィス]

た 退院時要約　discharge summary　[dístʃɑːrdʒ sʌ́məri <u>ディ</u>スチャージ・<u>サ</u>マリ]

B 例文

CD-14

■医療従事者側■

1. どうしましたか。	What seems to be the matter (trouble)?
2. どんな症状がありますか。	What symptoms do you have?
3. いつから具合が悪くなりましたか。	How long have you had this problem?
4. あなたの家族の誰かがんにかかったことがありますか。	Has anyone in your family had cancer?
5. これまでに大きな病気をしたことがありますか。	Have you ever had any serious illnesses?
6. 何か常用している薬はありますか。	Are you taking any medicine(s) regularly?
7. 何かアレルギーはありますか。	· Are you allergic to anything? · Do you have any allergies?
8. お酒はよく飲みますか。	Do you often drink (alcohol)?
9. よく眠れますか。	Do you sleep well?
10. 以前にこのようなことがありましたか。	Have you had this problem before?
11. 過去5年間に入院されたことはありますか。	Have you been hospitalized within the last five years?
12. 診察してみましょう。	Let's have a look at you.
13. 口を大きく開けて下さい。	Open your mouth wide, please.

14.	診察台に乗って寝て下さい。	Please lie down on the examination table.
15.	私がこうすると痛みますか。	Does it hurt when I do this?
16.	このスモックに着替えてください。	Please change into this smock.
17.	注射をします。腕を伸ばして下さい。	I'm going to give you a shot now. Please stretch out your arm.
18.	大丈夫ですか。もしこれであなたを不快にさせたらごめんなさいね。	Are you comfortable? I am sorry if this makes you uncomfortable.
19.	視力の変化に気が付かれましたか。	Have you noticed a change in your vision?
20.	今からあなたの耳の診察をします。	I am going to examine your ears.
21.	これが聞こえた時（聞こえなかった時）、私に教えて下さい。	Tell me when you can (cannot) hear this.
22.	あなたは臼歯に虫歯があります。	You have a cavity in one of your molars.
23.	来週その虫歯を埋めますね。	I am going to fill the cavity next week.
24.	あなたの病気の原因がわかったと思います。	I think that we have found the cause of your illness.
25.	静養して下さい。	Please stay quiet.
26.	二、三日の間この手を使わないで下さい。	Don't use this hand for the next few days.
27.	脚を上げた状態でベッドで寝ていて下さい。	Stay in bed with your foot elevated.

28. もし痛みやはれがひどくなったり、しびれがあったら私に知らせて下さい。	Call me if the pain and swelling increase, or if you have numbness.
29. 大丈夫ですよ。	· Don't worry. · There is nothing to be worried about.
30. 何かあったら気軽に連絡して下さい。	If something happens, feel free to call us (me).
31. お大事に。	· I hope you'll feel better soon. · Take care of yourself.

■患者側■

CD-15

1. 気分が良くありません。	· I don't feel (very) well. · I'm not feeling (very) well.
2. 微熱が続いています。	I've had a slight fever for some time.
3. 急に痩せてきました。	I have suddenly lost weight.
4. 今日倒れてしまい、それから疲れを感じます。	I fainted today and I've been feeling tired since.
5. 診断を教えていただけますか。	I would like to know what the diagnosis is.
6. 回復までにどのくらいかかりますか。	How long will it take to recover?
7. 入院しなければなりませんか。	Will I have to be hospitalized?

4 病院で使われる器具・用具

Medical Instruments and Utensils

用語

CD-16

か	ガーゼ	**gauze**	[gɔ́:z ゴーズ]
	鉗子	**forceps**	[fɔ́:rsəps フォーセップス]
	眼帯	**eye patch**	[ái pǽtʃ アイ・パッチ]
き	ギプス	**cast**	[kǽst キャスト]
く	車椅子	**wheelchair**	[hwí:ltʃὲər フウィールチェア]
け	血圧計	**sphygmomanometer**	[sfigmoumənάmətər スフィグモゥマナミタ]
		blood pressure monitor	[blʌ́d prèʃər mάnətər ブラッド・プレッシャ・マニタ]
	顕微鏡	**microscope**	[máikrəskòup マイクロスコウプ]
こ	コルセット	**corset**	[kɔ́:rsit コースィット]
さ	差しこみ便器	**bedpan**	[bédpæn ベッドパン]
	サポーター	**supporter**	[səpɔ́:rtər サポータ]
し	試験管	**test tube**	[tést tjù:b テスト・テューブ]
	除細動機（AED）	**(automatic external) defibrillator**	[(ɔ̀:rtmǽtik ikstə́:rnl) di:fíbrəlèitər（オートマティック・イクスターナル）ディーフィブリレイタ]
そ	（矯正）装具	**brace**	[bréis ブレイス]
	そえ木	**splint**	[splínt スプリント]
た	体温計	**thermometer**	[θərmάmətər サマミタ]
		clinical thermometer	[klínikəl θərmάmətər クリニカル・サマミタ]

	肛門型体温計	rectal thermometer	[réktl θərmámətər レクタル・サマミタ]
	舌下型体温計	oral thermometer	[ɔ́:rəl θərmámətər オーラル・サマミタ]
	デジタル体温計	digital thermometer	[dídʒətl θərmámətər ディジタル・サマミタ]
	脱脂綿	absorbent cotton	[æbsɔ́:rbənt kátn アブソーバント・カトン]
	担架	stretcher	[strétʃər ストレッチャ]
	車輪付き担架	gurney	[gə́:rni ガーニ]
		wheeled stretcher	[hwí:ld strétʃər フウィールド・ストレッチャ]
ち	注射器	injector	[indʒéktər インジェクタ]
		syringe	[səríndʒ スィリンジ]
	注射針	hypodermic needle	[hàipədə́:rmik ní:dl ハイパダーミック・ニードル]
	聴診器	stethoscope	[stéθəskòup ステサスコウプ]
に	尿器，しびん	urinal	[júərənl ユアラナル]
		chamber pot	[tʃéimbər pàt チェインバ・パット]
は	はさみ	scissors	[sízərz スィザズ]
	絆創膏	sticking plaster	[stíkiŋ plæstər スティッキング・プラスタ]
		adhesive bandage	[ædhí:siv bændidʒ アドヒースィヴ・バンディジ]
		adhesive tape	[ædhí:siv tèip アドヒースィヴ・テイプ]
ひ	披針（ひしん）	lancet	[lænsit ランスィット]
	氷のう	ice bag	[áis bæg アイス・バッグ]
	ピンセット	tweezers	[twí:zərz トゥイーザズ]

ふ	腹腔鏡	laparoscope	[lǽpərəskòup ラパラスコウプ]
	噴霧器	nebulizer	[nébjulàizər ネビュライザ]
ほ	保育器	incubator	[ínkjubèitər インキュベイタ]
	包帯	bandage	[bǽndidʒ バンディジ]
ま	麻酔装置	anesthesia apparatus	[ӕnəsθíːʒə ӕpərǽtəs アナススィージャ・アパラタス]
	松葉杖	crutches	[krʌ́tʃiz クラチズ]
め	メス	surgical knife	[sə́ːrdʒikəl náif サージカル・ナイフ]
		scalpel	[skǽlpəl スキャルパル]
	綿棒	swab	[swáb スワッブ]

5 痛みの表現

Pains

A 用語

CD-17

	日本語	English	発音
い	(身体の局部的な)痛み，(病気・けがなどによる)苦痛，苦しみ	pain	[péin ペイン]
	(主に与えられた打ち身や傷による)痛み	hurt	[hə́ːrt ハート]
	(継続的な鈍い)痛み，うずき，鈍痛	ache	[éik エイク]
お	押さえつけられるような痛み	a pressing pain	[ə présiŋ péin ア・プレスィング・ペイン]
か	軽い痛み	a mild pain	[ə máild péin ア・マイルド・ペイン]
き	急性の痛み	an acute pain	[ən akjúːt péin アン・アキュート・ペイン]
	キューッとした痛み	a squeezing pain	[ə skwíːziŋ péin ア・スクゥイーズィング・ペイン]
け	継続的な痛み	a persistent pain	[ə pərsístənt péin ア・パスィスタント・ペイン]
	激痛	a severe pain	[ə səvíər péin ア・スィヴィア・ペイン]
		a terrible pain	[ə térəbl péin ア・テリブル・ペイン]
さ	さしこみ(腹部または腸の発作的な激痛)(赤ちゃんがミルクを飲んだ後，夕方などに起こす)腹痛	colic	[kálik コリック]
し	刺痛，刺すような痛み	sting	[stíŋ スティング]

		a piercing pain	[ə píərsiŋ péin ア・ピァスィング・ペイン]
		a biting pain	[ə báitiŋ péin ア・バイティング・ペイン]
す	(頭などの)ズキズキする痛み	a throbbing pain	[ə θrábiŋ péin ア・スラビング・ペイン]
		a shooting pain	[ə ʃú:tiŋiŋ péin ア・シューティング・ペイン]
	するどい痛み	a sharp pain	[ə ʃá:rp péin ア・シャープ・ペイン]
た	絶え間ない痛み	a continuous pain	[ə kəntínjuəs péin ア・コンティニュアス・ペイン]
	断続的(間欠的)な痛み	an intermittent pain	[ən ìntərmítnt péin アン・インタミタント・ペイン]
		a recurring pain	[ə rikə́:riŋ péin ア・リカーリング・ペイン]
ち	ちくりと刺すような痛み	a prickling pain	[ə príkliŋ péin ア・プリクリング・ペイン]
		a prickling sensation	[ə príkliŋ senséiʃən] ア・プリクリング・センセィシャン]
に	鈍い痛み	a dull pain	[ə dʌ́l péin ア・ダル・ペイン]
ひ	ひりひりする痛み	a sore pain	[ə sɔ́:r péin ア・ソア・ペイン]
	(寒さ，強打などで)ひりひりする痛み，うずく痛み	tingle	[tíŋgl ティングル]
ほ	発作的な鋭い痛み，うずき	twinge	[twíndʒ トゥインジ]
ま	慢性の痛み	a chronic pain	[ə kránik péin ア・クロニック・ペイン]
わ	(頭痛などで)割れるような痛み	a splitting pain	[ə splítiŋ péin ア・スプリッティング・ペイン]

各部位の痛み

CD-18

い	胃疝痛(いせんつう)	gastric colic	[gǽstrik kálik ギャストリック・コリック]
	胃痛	stomachache	[stʌ́məkèik スタマケイク]
		gastralgia	[gæstrǽldʒə ギャストラルジャ]
え	嚥下痛(えんげつう)	odynophagia	[ədinoféidʒə アディノフェイジャ]
か	関節痛	arthralgia	[ɑːrθrǽldʒə アースラルジャ]
		joint pain	[dʒɔ́int péin ジョイント・ペイン]
	肝疝痛	hepatic colic	[hipǽtik kálik ヒパティック・コリック]
	肝臓痛	hepatalgia	[hèpətǽldʒə ヘパタルジャ]
き	気管痛	trachealgia	[trèikiǽldʒə トレイキアルジャ]
	胸痛	pectoralgia	[pèktərǽldʒə ペクトラルジャ]
		chest pain	[tʃést péin チェスト・ペイン]
	筋肉痛	myalgia	[maiǽldʒə マイアルジャ]
		muscle pain	[mʌ́sl péin マスル・ペイン]
く	空腹痛	hunger pain(s)	[hʌ́ŋgər péin(z) ハンガ・ペイン(ズ)]
け	頸部痛	neck pain	[nék péin ネック・ペイン]
	月経痛	menorrhalgia	[mènərǽldʒə メノラルジャ]
		menstrual colic	[ménstruəl kálik メンストルアル・コリック]
こ	後陣痛，後痛	afterpains	[ǽftərpèinz アフタペインズ]
さ	坐骨神経痛	sciatica	[saiǽtikə サイアティカ]
し	子宮疝痛	uterine colic	[júːtərin kálik ユータリン・コリック]
	子宮痛	hysteralgia	[hìstərǽldʒə ヒステラルジャ]

四肢痛(肢の痛み，特に下腿を伸ばしてあげたときの焼けるような痛み，大腿にも起こる)

		melalgia	[melǽldʒə メラルジャ]
	歯痛	odontalgia	[òudɑntǽldʒə オウダンタルジャ]
		toothache	[túːθèik トゥースエイク]
	指痛	dactylalgia	[dæ̀ktilǽldʒə ダクティラルジャ]
	耳痛	otalgia	[outǽldʒiə オウタルジャ]
	神経痛	neuralgia	[njuərǽldʒə ニュ(ア)ラルジャ]
	腎疝痛	renal colic	[ríːnl kɑ́lik リーナル・コリック]
	陣痛	labor pains	[léibər péinz レイバ・ペインズ]
		parodynia	[pærədíniə パラディニア]
す	膵臓疝痛	pancreatic colic	[pæ̀nkriǽtic kɑ́lik パンクリアティック・コリック]
	頭痛	cephalalgia	[sèfəlǽldʒə セファラルジャ]
		headache	[hédeik ヘデイク]
せ	成長痛	growing pains	[gróuiŋ péinz グロウイング・ペインズ]

そ 騒音耳痛(聴器官の感覚過敏による痛み)

		odynacusis	[ədinəkúːsis アディナクースィス]
た	胆石疝痛	biliary colic	[bílièri kɑ́lik ビリエリ・コリック]
		gallstone colic	[gɔ́ːlstòun kɑ́lik ゴールストウン・コリック]
ち	腟痛	colpodynia	[kɑ̀lpoudíniə カルポウディニア]
		vaginodynia	[vǽdʒənoudìniə ヴァジャノウディニア]
	直腸痛	proctalgia	[prɑktǽldʒə プロクタルジャ]
		rectalgia	[rèktǽldʒə レクタルジャ]
は	(腰)背部痛	backache	[bǽkèik バックエイク]

ふ	腹痛	abdominal pain	[æbdámənl péin アブダミナル・ペイン]
		stomachache	[stʌ́məkèik スタマケイク]
へ	偏頭痛	migraine	[máigrein マイグレイン]
ら	卵巣疝痛	ovarian colic	[ouvéəriən kálik オゥヴェ（ア）リアン・カリック]
	卵巣痛	ovarialgia	[ouvεəriǽldʒə オゥヴァリアルジャ]
ろ	肋間神経痛	intercostal neuralgia	[ìntərkástl njuərǽldʒə インタカスタル・ニュ(ァ)ラルジャ]

B 例文

■医療従事者側■

CD-19

1. どこが痛みますか。	Where is the pain?
2. 腰痛がありますか。	Do you have (feel) any pain in your back?
3. いつ(ごろ)から痛みますか。	· How long have you had this pain? · How long have you been suffering from it? · When did you get the pain?
4. どんな痛みですか。	· Can you describe the pain? · What's your pain like?
5. ひどく痛みますか。	Is the pain severe?
6. さわると痛みますか。	When I touch it, does it hurt?
7. ほかに痛むところはありますか。	Do you have pain anywhere else?

8. 痛み止めの注射をしましょう。 I'll give you an injection to take away the pain.

9. 痛み止めを処方しましょう。 I'll prescribe you a painkiller.

10. 関節が痛む原因を調べるために血液検査をします。 I'm going to get some blood tests done to see what is causing the pain in your joints.

11. 飲食後４時間経たないと全身麻酔ができません。 We can't give you a complete anesthetic until four hours after you've drunk or eaten.

12. 全身麻酔をしますから、全く痛くありませんよ。 I'll give you a complete anesthetic so it won't hurt at all.

13. 麻酔が切れた後、しばらくは痛むかもしれません。 After the anesthetic has lost its effect, you might feel some pain.

■患者側■

MP3 CD-20

1. ここが痛いです。
 - I have (feel) a pain right here.
 - I am in pain right here.

2. 肩にひどい（軽い）痛みがします。 I have a severe (slight, mild) pain in my shoulder.

3. 胃に焼けつくような痛みがあります。 I have a burning pain in my stomach.

4. たった今するどい痛みがありました。 I felt a twinge just now.

5. 痛みはなくなりました。 The pain has disappeared.

6 検査
Medical Tests

A 用語

CD-21

あ	悪性の	malignant	[məlígnənt マリグナント]
	アレルギー検査	allergy test	[ǽlərdʒi tèst アラジ・テスト]
い	咽喉培養	throat culture	[θróut kʌ́ltʃər スロウト・カルチャ]
	陰性(の)	negative	[négətiv ネガティヴ]
か	喀痰検査	examination of sputum	[igzæ̀mənéiʃən əv spjú:təm イグザミネイシャン・アヴ・スピュータム]
	肝機能検査	liver function test	[lívər fʌ́ŋkʃən tèst リヴァ・ファンクシャン・テスト]
	眼底検査	funduscopy	[fʌndʌ́skəpi ファンダスカピ]
き	筋電図検査	electromyography (EMG)	[ilèktroumaiɑ́grəfi イレクトロウマイアグラフィ]
け	血圧	blood pressure	[blʌ́d préʃər ブラッド・プレッシャ]
	血液検査	blood test	[blʌ́d tèst ブラッド・テスト]
	検査用血液	blood sample	[blʌ́d sǽmpl ブラッド・サンプル]
	完全血球算定(CBC)	CBC (complete blood count)	[kəmplí:t blʌ́d kàunt カンプリート・ブラッド・カウント]
	血液像	blood picture	[blʌ́d pìktʃər ブラッド・ピクチャ]
	血小板	Plt (Platelet)	[pléitlit プレイトリット]
	赤血球数	RBC (red blood (cell) count)	[réd blʌ́d (sèl) kàunt レッド・ブラッド・(セル)・カウント]
	白血球数	WBC (white blood (cell) count)	[*h*wáit blʌ́d (sèl) kàunt ホワイト・ブラッド・(セル)・カウント]

ヘマトクリット	Ht (hematocrit)	[himǽtəkrit ヒマタクリット]
ヘモグロビン	Hb (hemoglobin)	[híːməglòubin ヒーマグロウビン]
凝固時間	coagulation time	[kouæ̀gjuléiʃən tàim コウアギュレイシャン・タイム]
出血時間	bleeding time	[blíːdiŋ tàim ブリーディング・タイム]
血液化学検査	blood chemistry test	[blʌ́d kéməstri tèst ブラッド・ケミストリ・テスト]
カリウム	(K) potassium	[pətǽsiəm パタスィアム]
カルシウム	(Ca) calcium	[kǽlsiəm カルスィアム]
クロール	chloride	[klɔ́ːraid クローライド]
コレステロール	cholesterol	[kəléstəròul カレスタロウル]
総タンパク	total protein	[tóutl próutiːn トウトゥル・プロウティーン]
電解質	electrolyte	[iléktrəlàit イレクトラライト]
ナトリウム	sodium	[sóudiəm ソウディアム]
ビリルビン	bilirubin	[bílərùːbin ビラルービン]
マグネシウム	magnesium	[mægníːziəm マグニーズィアム]
尿酸	uric acid	[júərik ǽsid ユァリク･アスィッド]
血清検査	serologic test	[sìərəlɑ́dʒik tèst スィララジック・テスト]
梅毒血清反応	serologic tests for syphilis	[sìərəlɑ́dʒik tèsts fər sífəlis スィララジック・テスツ・フォ・スィフィリス]
血糖検査	blood sugar test(s)	[blʌ́d ʃúgər tèst(s) ブラッド・シュガ・テスト（ツ）]
空腹時血糖検査	fasting blood sugar test	[fǽstiŋ blʌ́d ʃúgər tèst ファスティング・ブラッド・シュガ・テスト]
検査	medical test	[médikəl tèst メディカル・テスト]

こ 抗原抗体反応 **antigen-antibody reaction** [ǽntidʒən-ǽntibɑ̀di riǽkʃən アンティジャン・アンティバディ・リアクシャン]

抗原 **antigen** [ǽntidʒən アンティジャン]

抗体 **antibody** [ǽntibɑ̀di アンティバディ]

甲状腺の検査 **thyroid test** [θáiərɔid tèst サイアロイド·テスト]

呼吸機能検査 **respiratory function test** [réspərətɔ̀:ri fʌ́ŋkʃən tèst レスパラトーリ・ファンクシャン・テスト]

一回換気量 **tidal volume** [táidl vɑ́lju:m タイドゥル・ヴァリューム]

肺活量 **vital capacity** [váitl kəpǽsəti ヴァイトゥル·キャパスィティ]

コレステロール検査 **cholesterol check** [kəléstəròul tʃèk カレステロウル・チェック]

コンピュータ断層撮影(法) **computerized tomography (CT)** [kəmpjú:təràizd təmɑ́grəfi カンピュータライズド・トマグラフィ]

さ 細菌検査 **bacteriologic examination** [bæktìəriɑ́lədʒik igzæ̀mənéiʃən バクティアリアラジック・イグザミネイシャン]

細菌 **bacteria** [bæktíəriə バクティアリア]

ウイルス **virus** [váiərəs ヴァイアラス]

感受性 **sensitivity** [sènsətívəti センスィティヴァティ]

抗生物質 **antibiotic** [æ̀ntibaiɑ́tik アンティバイアティック]

培養 **culture** [kʌ́ltʃər カルチャ]

し 腫瘍マーカー **tumor marker** [tjú:mər mɑ́:rkər トゥーマ·マーカ]

視力検査 **eye test** [ái tèst アイ・テスト]

optical test [ɑ́ptikəl tèst アプティカル·テスト]

腎機能検査 **renal test** [rí:nl tèst リーナル・テスト]

	心電図検査	electrocardiography (EKG; ECG)	[ilèktroukɑːrdiágrəfi イレクトロウカーディオグラフィ]
せ	生体組織検査	biopsy	[báiɑpsi バイアプスィ]
た	大腸鏡検査	colonoscopy	[kòulənáskəpi コウラナスコピイ]
	大腸ファイバー検査	colonofiberscopy	[kòulənəfáibərskəpi コウラノファイバスコピィ]
ち	超音波検査(法)	ultrasonography	[ʌ̀ltrəsənágrəfi アルトラソナグラフィ]
	超音波診断(法)	ultrasound diagnosis	[ʌ́ltrəsàund dàiəgnóusis アルトラサウンド・ダイアグノウスィス]
	聴力検査	hearing test	[híəriŋ tèst ヒアリング・テスト]
て	定期検査／健診	routine checkup	[ruːtíːn tʃékʌ̀p ルーティーン・チェックアプ]
		checkups	[tʃékʌ̀ps チェックアプス]
と	透析	dialysis	[daiǽləsis ダイアリスィス]
な	内視鏡検査	endoscopy	[endáskəpi エンダスコピ]
		endoscopic examination	[èndəskápik igzæ̀mənéiʃən エンドスカピック・イグザミネイシャン]
	気管支鏡	bronchoscope	[bráŋkəskòup ブランコスコウプ]
	ファイバースコープ	fiberscope	[fáibərskòup ファイバスコウプ]
	内分泌検査	endocrinologic examination	[èndoukrìnəládʒik igzæ̀mənéiʃən エンドクリノラジック・イグザミネイシャン]
	成長ホルモン	growth hormone	[gróuθ hɔ́ːrmoun グロウス・ホーモウン]
	副腎皮質ホルモン	corticosteroid	[kɔ̀ːrtikoustíərɔid コーティコウスティアロイド]
に	尿検査	urinalysis	[jùərənǽləsis ユアラナラスィス]
	血尿	hematuria	[hìːmətjúəriə ヒーマテュアリア]

	比重	specific gravity	[spisífik grǽvəti スピ**スィ**フィック・グ**ラ**ヴィティ]
	タンパク	protein	[próuti:n プ**ロ**ウティーン]
	糖	glucose	[glú:kous グ**ルー**コウス]
	妊娠検査	pregnancy test	[prégnənsi tèst プ**レ**グナンスィ・テスト]
の	脳波検査	electroencephalography	[ilèktrouensefəlágrəfi イレクトロウエンセファ**ラ**グラフィ]
ひ	肥満	obesity	[oubí:səti オウ**ビー**スィティ]
	貧血検査	test for anemia	[tést fər əní:miə **テ**スト・フォ・ア**ニー**ミア]
ふ	ブドウ糖	glucose	[glú:kous グ**ルー**コウス]
	不妊検査	fertility test	[fərtíləti tèst ファ**ティ**リティ・テスト]
	糞便検査	stool test	[stú:l tèst ス**トゥー**ル・テスト]
		fecal test	[fí:kəl tèst **フィー**カル・テスト]
	寄生虫	parasite	[pǽrəsàit **パ**ラサイト]
ほ	放射線検査	radiologic examination	[rèidiəládʒik igzæ̀mənéiʃən レイディオ**ラ**ジック・イグザミ**ネ**イシャン]
	陰(レントゲン写真の)	shadow	[ʃǽdou **シャ**ドウ]
	血管撮影，血管造影	angiography	[æ̀ndʒiágrəfi アンジ**ア**グラフィ]
	胸部X線撮影	chest X-ray	[tʃést éksrèi **チェ**スト・**エ**クスレイ]
	撮影方向，投射	projection	[prədʒékʃən プラ**ジェ**クシャン]
	石灰化(石灰沈着)	calcification	[kæ̀lsəfikéiʃən カルスィフィ**ケ**イシャン]
	磁気共鳴画像	MRI (magnetic resonance imaging)	[mægnétik rézənəns ímədʒiŋ マグ**ネ**ティック・**レ**ザナンス・**イ**ミジング]

静脈性腎盂像	intravenous pyelogram	[ìntrəví:nəs páiələgræ̀m イントラヴィーナス・パイアラグラム]
頭蓋撮影	skull X-ray	[skʌ́l éksrèi スカル・エクスレイ]
前後の，腹背の	antero-posterior (A-P)	[æ̀ntəroupɑstíəriər アンテロウ・パスティアリア]
後前の，背腹の	postero-anterior (P-A)	[pɑ̀stərouæntíəriər ポステロウ・アンティアリア]
造影剤	contrast medium	[kɑ́ntræst mí:diəm カントラスト・ミーディアム]
側方(向)の	lateral	[lǽtərəl ラテラル]
断層撮影(法)	tomography	[təmɑ́grəfi タマグラフィ]
乳房撮影(法)	mammography	[mæmɑ́grəfi ママグラフィ]
バリウム	barium meal	[béəriəm mì:l ベアリアム・ミール]
陽性(の)	positive	[pɑ́zətiv パジティヴ]
良性の	benign	[bináin ビナイン]

B 例 文

■医療従事者側■

CD-22

1. あなたの血圧をはかります。	Let me check your blood pressure.
2. 採血をします。	I am going to take a sample of your blood.
3. 親指を内にして握って、手をそのまま閉じて下さい。	Make a fist with your thumb in, and keep your hand closed, please.
4. ここを押さえて腕を曲げたままにして下さい。	Press this on and keep your arm bent.

5.	力をぬいて楽にして下さい。	Relax, please.
6.	あなたの胸部のレントゲン写真を撮ります。	We'll take a chest x-ray.
7.	大きく息を吸って、息を止めて下さい。はい、吐いて下さい。	Take a deep breath and hold it. Let it out.
8.	真夜中（午前0時）以降は何も飲んだり食べたりすることはできません。	You can't eat or drink anything after midnight.
9.	あなたは心電図をとる必要がありますので、これからとります。	You need an electrocardiogram, and I am going to take it.
10.	この機械はあなたの心拍を記録します。	This machine will record your heartbeats.
11.	今から尿検査をしますね。	I am going to do a urinalysis.
12.	排尿したとき、このビンを一杯にして看護師にわたして下さい。	When you urinate, fill up this bottle and give it to the nurse.
13.	全て終わりました。	We're all finished.

7 薬局

Pharmacy

Ⓐ 用　語

剤形

CD-23

え	液剤	fluid	[flúːid フルーイド]
か	外用薬	external medicine	[ikstə́ːrnl médisin イクスターヌル・メディスィン]
	カプセル	capsule	[kǽpsəl キャプスル]
	顆粒	granule	[grǽnjuːl グラニュール]
	丸薬	pill	[píl ピル]
き	吸入薬	inhalant	[inhéilənt インヘイラント]
さ	坐剤(ざざい)，座薬	suppository	[səpɑ́zətɔ̀ːri サパズィトーリ]
	擦剤	liniment	[línəmənt リナマント]
し	湿布剤	compress	[kɑ́mpres カンプレス]
		fomentation	[fòumentéiʃən フォウメンテイシャン]
	シロップ	syrup	[sírəp スィラップ]
	錠剤	tablet	[tǽblit タブリット]
		pill	[píl ピル]
す	水薬	liquid (medicine)	[líkwid (médisin) リクィッド（メディスィン）]
		solution	[səlúːʃən サルーシャン]
せ	煎剤	decoction	[dikɑ́kʃən ディカクシャン]
と	トローチ	lozenge	[lɑ́zindʒ ラズィンジ]

		troche	[tróuki トロウキ]
な	軟膏	ointment	[ɔ́intmənt オイントマント]
に	乳剤	emulsion	[imʌ́lʃən イマルシャン]
は	はり薬	plaster	[plǽstər プラスタ]
ふ	粉薬	powder (medicine)	[páudər (médisin) パウダ（メディスィン)]

医薬品の投与経路

CD-24

き	局所の	local	[lóukəl ロウカル]
	局部の	topical	[tápikəl タピカル]
	筋肉内の	intramuscular	[ìntrəmʌ́skjulər イントラマスキュラ]
け	経口の	oral	[ɔ́:rəl オーラル]
	非経口の	parenteral	[pæréntərəl パレンタラル]
	経皮の	transdermal	[trænsdə́:rməl トランスダーマル]
し	静脈内の	intravenous	[ìntrəví:nəs イントラヴィーナス]
せ	舌下の	sublingual	[sʌ̀blíŋgwəl サブリングゥァル]
と	投与	administration	[ædmìnistréiʃən アドミニストレイシャン]
ひ	皮下の	hypodermic	[hàipədə́:rmik ハイパダーミック]
		subcutaneous	[sʌ̀bkju:téiniəs サブキューテイニアス]
	皮内の	intradermal	[intrədə́:rməl イントラダーマル]
ふ	腹腔内の	intraperitoneal	[ìntrəperətəní:əl イントラペラタニーアル]

医薬品その他

CD-25

い	育毛剤	hair restore	[héər ristɔ́:r ヘア・リストー]

う	うがい薬	gargle	[gáːrgl ガーグル]
か	かゆみ止め	antipruritic drug	[æ̀ntipruritik drʌ́g アンティプルリティック・ドラッグ]
	浣腸剤	enema	[énəmə エナマ]
	漢方薬	Chinese medicine	[tʃainíːz médisin チャイニーズ・メディスィン]
		herbal medicine	[ə́ːrbəl médisin アーバル・メディスィン]
き	偽薬	placebo	[pləsíːbou プラスィーボウ]
け	下剤／瀉下薬（しゃげやく）	cathartic	[kəθáːrtik カサーティック]
		purgative	[pə́ːrgətiv パーガティヴ]
		laxative	[lǽksətiv ラクサティヴ]
	血管拡張剤	vasodilator	[væ̀soudailéitər ヴァソウダイレイタ]
	血管収縮剤	vasoconstrictor	[væ̀soukənstríktər ヴァソウカンストゥリクタ]
	解毒剤	antidote	[ǽntidòut アンティドウト]
	解熱剤	antipyretic	[æ̀ntipaiərétik アンティパイアレティック]
	下痢止め	antidiarrheal	[æ̀ntidaiəríːəl アンティダイアリーアル]
こ	抗圧剤	antihypertensive	[æ̀ntihaipərténsiv アンティハイパテンスィヴ]
	抗うつ剤	antidepressant	[æ̀ntidiprésənt アンティディプレサント]
	抗炎症ステロイド	anti-inflammatory steroid	[æ̀ntiinflǽmətɔːri stíərɔid アンティ・インフラマトーリ・スティアロイド]
	向精神薬	psychotropic	[sàikoutrápik サイコウトラピック]
	抗生物質	antibiotic	[æ̀ntibaiátik アンティバイアティック]

	抗ヒスタミン薬	**antihistamine**	[æntihístəmiːn アンティヒスタミーン]
さ	催眠薬	**hypnotic**	[hipnátik ヒプナティック]
し	ジェネリック医薬品	**generics**	[dʒənériks ジェネリックス]
	止血剤	**hemostatic**	[hìːməstǽtik ヒーマスタティック]
	凝血薬	**coagulant**	[kouǽgjulənt コウアギュラント]
	消炎剤	**anti-inflammatory agent**	[æntiinflǽmətɔːri éidʒənt アンティ・インフラマトーリ・エイジェント]
	消化剤	**digestive**	[daidʒéstiv ダイジェスティヴ]
		digestant	[daidʒéstənt ダイジェスタント]
	生薬	**crude medicine**	[krúːd médisin クルード・メディスィン]
す	睡眠導入薬，入眠薬	**sleep inducer**	[slíːp indjúːsər スリープ・インドューサ]
せ	精神安定薬	**tranquilizer**	[trǽŋkwəlàizər トランクアライザ]
		ataractic	[ætərǽktik アタラクティック]
		ataraxic	[ætərǽksik アタラクスィック]
	咳止め	**cough medicine**	[kɔ́ːf médisin コーフ・メディスィン]
	制酸剤	**antacid**	[æntǽsid アンタスィッド]
	整腸剤	**bowel medicine**	[báuəl médisin バウアル・メディスィン]
		medicine for intestinal disorders	[médisin fɔːr intéstənl disɔ́ːrdərz メディスィン・フォ・インテスティヌル・ディスオーダズ]
	舌下錠（薬）	**sublingual tablet (medicine)**	[sʌblíŋgwəl tǽblit (médəsin) サブリングヴァル・タブリット（メディスィン）]
そ	造影（用）剤	**contrast agent**	[kántræst éidʒənt カントラスト・エイジェント]

		contrast medium	[kántræst mí:diəm **カ**ントラスト・**ミー**ディアム]
		(pl.) contrast media	[kántræst mí:diə **カ**ントラスト・**ミー**ディア]
	総合胃腸薬	**comprehensive gastrointestinal agent** [kàmprihénsiv gæstraintéstənl éidʒənt カンプリ**ヘ**ンスィヴ・ギャストライン**テ**スティヌル・**エ**イジェント]	
	総合感冒薬	**comprehensive common cold agent** [kamprihénsiv kámən kóuld éidʒənt カンプリ**ヘ**ンシヴ・**カ**マン・**コ**ウルド・**エ**イジェント]	
た	大衆薬／市販薬	**OTC (Over-the-Counter) drug [medicine]** [óutí:sí: (óuvər ðə káuntər) drʌ́g (médisin) **オ**ウ・**ティー**・**シー**（**オ**ウヴァ・ザ・**カ**ウンタ）・ド**ラッ**グ（**メ**ディスィン）]	
ち	治験薬	**investigational new drug** [invèstəgéiʃənl njú: drʌ́g インヴェスティ**ゲ**イショヌル・**ニュー**・ド**ラッ**グ]	
	鎮静剤	**sedative**	[sédətiv **セ**ダティヴ]
	鎮痛剤	**analgesic**	[ænəldʒí:zik アナル**ジー**ズィック]
		painkiller	[péinkilər **ペ**インキラ]
て	点眼薬	**ophthalmic solution**	[ɑfθǽlmik səlú:ʃən アフ**サ**ルミック・サ**ルー**シャン]
		eye lotion	[ái lóuʃən **ア**イ・**ロ**ウシャン]
	点耳薬	**eardrops**	[íərdráps **イ**アド**ラッ**プス]
	点鼻薬	**nose solution**	[nóuz səlú:ʃən **ノ**ウズ・サ**ルー**シャン]
		nose drops	[nóuz dráps **ノ**ウズ・ド**ラッ**プス]
と	投薬	**administration of a drug** [ædministréiʃən əv ə drʌ́g アドミニスト**レ**イシャン・アヴ・ア・ド**ラッ**グ]	
ひ	避妊薬	**contraceptive**	[kàntrəséptiv カントラ**セ**プティヴ]
	経口避妊薬	**oral contraceptive**	[ɔ́:rəl kàntrəséptiv **オー**ラル・カントラ**セ**プティヴ]

ふ	副作用	side effect	[sáid ifékt サイド・イフェクト]
	服用量	dosage	[dóusidʒ ドウスィッジ]
ま	麻酔薬	anesthetic	[ænəsθétik アナスセティック]
	吸入麻酔薬	inhalation anesthetic	[inhəléiʃən ænəsθétik インハレイシャン・アナスセティック]
	局所麻酔薬	local anesthetic	[lóukəl ænəsθétik ロウカル・アナスセティック]
	全身麻酔薬	general anesthetic	[dʒénərəl ænəsθétik ジェネラル・アナスセティック]
り	利尿薬	diuretic	[dàiərétik ダイァレティック]

B 例 文

●診察室で at a consultation room

■医療従事者側■

CD-26

1. 薬を飲んでいますか。 それは処方薬ですか、それとも売薬ですか。	Do you take any medications? Are they prescriptions or are they OTC drugs?
2. 何の薬を定期的に飲んでいますか。	Which medications do you take periodically?
3. それぞれの薬をどれだけ飲んでいますか。	What is the dosage for each drug?
4. それぞれの薬を飲むと具合はどうですか。	How does each medication make you feel?
5. 薬に対してアレルギーがありますか。 それは何の薬ですか。 アレルギー反応が起きるとどうなりますか。	Are you allergic to any medications? Which medications are they? What happens when you have an allergic reaction?

6. クラビットという抗生物質の治療を始めます。	We will start you on treatment with an antibiotic called Cravit.
7. この薬を５日分処方します。	I'll prescribe the drug for five days.
8. 若い人についてはできるだけ手術は避け、薬物治療が効果をあげるようにしたいと思っています。	In young people we try to avoid operation and hope that medical treatment will help.
9. この処方箋を持って薬局に行き、薬を買って下さい。	Please go to a pharmacy with this prescription and get the medicine.
10. 分からないことがあったら薬局に何でも聞いて下さい。	Please ask the pharmacy about anything you don't understand.

MP3
CD-27

■患者側■

1. その薬は強いですか。	Is that medicine strong?
2. その薬の副作用の可能性と相互作用（飲み合わせ）について教えてくださいませんか。	Could you tell me about the possible side effects of the medicines and drug interactions?
3. 一日何錠飲めばいいですか。	How many tablets should I take a day?

●薬局で at a pharmacy

MP3
CD-28

■医療従事者側■

1. この薬局は初めてですか。	Is this your first visit to this pharmacy?
2. お薬手帳はお持ちですか。	Do you have your prescription record with you?
いいえ、持ってくるのを忘れました。	No, I don't. I forgot to bring it with me.

3. 私どもがお薬を安全にお出しするために、この質問票に記入してください。	Please fill out this medical questionnaire that will help us to administer your drugs safely.
4. 処方薬を調合［調剤］します。	We will fill the prescription for you.
5. これがあなたに今日処方された薬です。	This is your medication for today.
6. これは７日分です。	This is a seven-day supply.
7. この薬を１日１回（２回、３回）飲んで下さい。	Take the drug once (twice/3 times) a day.
8. この薬を食前（食間、食後、起きた時、寝る前、具合の悪い時）に飲んで下さい。	Take the medicine before meals (between meals/after meals/when you get up/before you go to bed/when you feel sick).
9. この軟膏を皮膚に８時間ごとに塗って下さい。	Apply this ointment to the skin every 8 hours.
10. 尿や便の色が変わるかもしれませんが心配いりません。	The color of your urine or stool may change, but that is nothing to worry about.
11. この薬を飲むと胃の具合が悪くなる（眠くなる、吐き気がする）かもしれません。	When you take this medicine, you may have an upset stomach (feel drowsy/feel nauseous).
12. この薬の服用後は車の運転や機械の操作はしないほうがいいです。	You had better not drive a car or operate machinery after taking this medicine.
13. この薬で重大な副作用がでることはめったにありません。	Serious side effects are rare with this medicine.
14. この薬を冷暗所に（湿気のない所に、子供の手の届かない所に、冷蔵庫に）保存して下さい。	Keep this medicine in a cold and dark place (away from humidity/out of the reach of children/in the refrigerator).

15.	もし病状が10日たっても良くならなかったらお医者さんに診てもらって下さい。	If the symptoms do not disappear within ten days, please consult a doctor.
16.	お医者さんの許可なく薬を飲むのをやめないで下さい。	Do not stop taking medicines without your doctor's approval.
17.	あなたの症状でしたら、この薬をおすすめします。	I recommend this medicine for your condition.
18.	あなたの（処方された）薬について何か質問がありましたら、ご遠慮なく電話を下さい。	If you have any questions about your (prescribed) medicines, please feel free to call us.
19.	この抗生物質は、具合が良くなったと感じても処方された分は飲み切ってください。	Please complete a prescribed course of antibiotics, even if you feel better.

■患者側■

MP3
CD-29

1.	これがお医者さんからもらった処方箋です。	Here's my prescription from the doctor.
2.	風邪に効く薬が何かありますか。	Do you have anything for a cold?
3.	この薬は一日に何回飲むのですか。	How often do I take the medicine a day?
4.	よい湿布を推薦してくださいませんか？	Could you recommend a good compress [fomentation]?
5.	この薬が体に合わなかったら飲むのをやめるようにと医者が私に言いました。	My doctor told me to stop taking this medicine if it doesn't agree with me.
6.	下痢止めはありますか。	Do you carry antidiarrheals?
7.	便秘薬はありますか。	Do you carry laxatives?

8 介護関連用語

Nursing Care / Caregiver—Private Residence & Nursing Home Settings

Ⓐ 用 語

CD-30

あ	圧迫骨折	compression fracture	[kəmpréʃən frǽktʃər コンプレッシャン・フラクチャ]
	アルツハイマー型認知症	dementia of the Alzheimer type	[diménʃə əv ði ɑ́:ltshaimər táip ディメンシャ・アヴ・ジ・アールツハイマ・タイプ]
い	いす型階段昇降機	chair-type stairway lift	[tʃɛ́ər táip stɛ́ərwei lift チェア・タイプ・ステアウエイ・リフト]
	医療福祉	medical welfare	[médikəl wélfɛ̀ər メディカル・ウェルフェア]
う	運動障害	motility disturbance	[moutíləti distə́:rbəns モウティリティ・ディスターバンス]
	運動療法	movement therapy	[mú:vmənt θérəpi ムーブメント・セラピ]
え	園芸療法	horticultural therapy	[hɔ̀:rtəkʌ́ltʃərəl θérəpi ホーティカルチャラル・セラピ]
	嚥(えん)下障害	dysphagia	[disféidʒə ディスフェイジャ]
		difficulty in swallowing	[dífikʌlti in swálouiŋ ディフィカルティ・イン・スワロウイング]
お	往診	house call	[háus kɔ́:l ハウス・コール]
	音楽療法	music therapy	[mjú:zik θérəpi ミューズィク・セラピ]
	温熱療法	thermotherapy	[θə̀:rmouθérəpi サーモウセラピ]
か	介護	care	[kɛ́ər ケア]

		nursing care	[nə́:rsiŋ kέər ナースィング・ケア]
	介護休暇	nursing-care leave	[nə́:rsiŋ kέər lí:v ナースィング・ケア・リーヴ]
	介護従事者	professional caregiver	[prəféʃənl kέərgivər プロフェッショナル・ケアギヴァ]
	介護者	caregiver	[kέərgivər ケアギヴァ]
	介護福祉士	certified care worker	[sə́:rtəfàid kέər wə́:rkər サーティファイド・ケア・ワーカ]
	介護支援専門員	care manager	[kέər mǽnidʒər ケア・マニジャ]
	介護保険	nursing care insurance	[nə́:rsiŋ kέər inʃúərəns ナーシング・ケア・インシュアランス]
	介護機器	care equipment	[kέər ikwípmənt ケア・イクイプメント]
	介助型車椅子	care-type wheelchair	[kέər táip hwí:ltʃεər ケア・タイプ・ウイールチェア]
き	記憶障害	memory disorder	[méməri disɔ́:rdər メモリ・ディスオーダ]
	既往歴	past history	[pǽst hístəri パスト・ヒストリ]
	機能回復訓練	functional recovery training	[fʌ́ŋkʃənl rikʌ́vəri tréiniŋ ファンクショナル・リカヴァリ・トレイニング]
	機能障害	functional disorder	[fʌ́ŋkʃənl disɔ́:rdər ファンクショナル・ディスオーダ]
	虚弱老人	frail elderly	[fréil éldərli フレイル・エルダリ]
	居宅サービス	in-home service	[in hóum sə́:rvis イン・ホウム・サービス]
く	グリーフワーク	grief work	[grí:f wə́:rk グリーフ・ワーク]
	グループ療法	group therapy	[grú:p θérəpi グループ・セラピ]
け	経管栄養	tube feeding	[tjú:b fí:diŋ チューブ・フィーディング]

	芸術療法	**art therapy**	[á:rt θérəpi アート・セラピ]
	健康寿命	**healthy life expectancy**	[hélθi láif ikspéktənsi ヘルシ・ライフ・イクスペクタンシ]
こ	高齢者	**elderly person**	[éldərli pə́:rsn エルダリ・パーソン]
		the elderly	[ði éldərli ジ・エルダリ]
	高齢者虐待	**elderly abuse**	[éldərli əbjú:s エルダリ・アビュース]
	厚生年金	**employee pension**	[implɔ́ii pénʃən インプロイ・ペンシャン]
	厚生労働省	**Ministry of Health, Labour, and Welfare**	[mínəstri əv hélθ léibər ənd wélfɛər ミニスタリ・アヴ・ヘルス・レイバ・アンド・ウェルフェァ]
	国民年金	**national pension**	[næ̀ʃənl pénʃən ナシャナル・ペンシャン]
		social security	[sóuʃəl sikjúərəti ソウシャル・セキュリティ]
さ	在宅介護	**home care**	[hóum kɛ́ər ホウム・ケア]
	在宅医療	**home medical care**	[hóum médikəl kɛ́ər ホウム・メディカル・ケア]
し	社会福祉士	**certified social worker**	[sə́:rtəfàid sóuʃəl wə́:rkər サーティファイド・ソウシャル・ワーカ]
	社会保障	**social security**	[sóuʃəl sikjúərəti ソウシャル・セキュリティ]
	ショートステイ	**short-term stay**	[ʃɔ́:rt tə́:rm stéi ショート・ターム・ステイ]
	身体拘束	**physical restraint**	[fízikəl ristréint フィズィカル・リストレイント]
せ	清拭（法）	**dry bath**	[drái bǽθ ドライ・バス]

た	宅老所	day-care center for the elderly	[déi kéər séntər fər ði éldərli ディ・ケア・センタ・フォ・ジ・エルダリ]
	段差解消	floor leveling	[flɔ́:r lévəliŋ フローア・レヴェリング]
つ	通所介護	day care	[déi kéər ディ・ケア]
	通所サービス	day service	[déi sə́:rvis ディ・サーヴィス]
て	転倒	falling	[fɔ́:liŋ フォーリング]
	電動車椅子	motorized wheelchair	[móutəràizd hwí:l tʃɛər モウトライズド・ウィール・チェア]
と	特別養護老人ホーム	special nursing home for the aged	[spéʃəl nə́:rsiŋ hóum fər ði éidʒid スペシャル・ナースィング・ホウム・フォ・ジ・エイジド]
に	認知症	dementia	[dimén∫ə ディメンシャ]
	認知障害	cognitive disorder	[kάgnətiv disɔ́:rdər カグニティブ・ディスオーダ]
ね	寝たきり老人	bedridden elderly	[bédridn éldərli ベッドリドン・エルダリ]
		bed-fast senior	[béd fǽst sí:njər ベッド・ファスト・シーニア]
は	徘徊	wandering	[wάndəriŋ ワンダリング]
	バリアフリー	accessible	[æksésəbl アクセスィブル]
		barrier free	[bǽriər frí: バリア・フリー]
ほ	訪問介護	home help service	[hóum hélp sə́:rvis ホウム・ヘルプ・サーヴィス]
	訪問介護員	home helper	[hóum hélpər ホウム・ヘルパ]
	訪問看護	home-visit nursing service	[hóum vízit nə́:rsiŋ sə́:rvis ホウム・ヴイズィット・ナースィング・サーヴィス]

	訪問診療	**home-visit medical service**	[hóum visit médikəl sə́:rvis ホウム・ヴイズィット・メディカル・サーヴィス]
	保健師，衛生技師	**hygienist**	[haidʒí:nist ハイジィーニスト]
	補聴器	**hearing aid**	[híəriŋ éid ヒアリング・エイド]
ま	麻痺	**paralysis**	[pərǽləsis パラリスィス]
		(pl.) paralyses	[pərǽləsi:z パラリスィーズ]
や	夜間せん妄	**night delirium**	[náit dilíriəm ナイト・デリリアム]
ゆ	有料老人ホーム	**private nursing home**	[práivət nə́:rsiŋ hóum プライベート・ナースィング・ホウム]
よ	要援護	**help-needed**	[help ní:did ヘルプ・ニーディド]
	要介護	**needing care**	[ní:diŋ kέər ニーディング・ケア]
	養護老人ホーム	**nursing home for the elderly**	[nə:rsiŋ hóum fər ði éldərli ナースィング・ホウム・フォ・ジ・エルダリ]
り	リハビリテーション老人病院	**rehabilitation hospital for the elderly**	[rì:həbìlətéiʃən háspitl fər ði éldərli リハビリティシャン・ハスピタル・フォ・ジ・エルダリ]
ろ	老人医療	**geriatric medicine**	[dʒèriǽtrik médəsin ジェリアトリック・メディスン]
	老人性認知症	**senile dementia**	[sí:nail diménʃə シーナイル・ディメンシャ]
	老人性難聴	**senile deafness**	[sí:nail défnis シーナイル・デフニス]
	老年学	**gerontology**	[dʒèrəntálədʒi ジェロントロジ]

B 例 文

■医療従事者側■

CD-31

1. あなたのお世話をする田中です。よろしくお願いします。
I'm your caregiver, Tanaka. Pleased to meet you.

2.	お薬はご自分で管理していますか。	Do you manage your medicine by yourself (on your own)?
3.	お薬を服用する頻度を教えてください。	Can you tell me how often you take your medicines?
4.	お薬をそれぞれどれくらいずつ一日に服用するか教えてください。	Can you tell me how many of each of your medicines you're taking everyday?
5.	どこにお薬をしまっていますか。	Where do you keep your medicines?
6.	食事のお手伝いをさせてくださいますか。	Would you like me to help you eat?
7.	熱いので気をつけてください。	Please be careful. It's hot.
8.	身体に良いので一口でもいただいてみましょう。	This is very good for your health. Please try only a little bit.
9.	上体を起こしますね。	I'll lift you up.
10.	ベッドを上げ（下げ）ましょうか。	Shall I raise (lower) the bed?
11.	床ずれができないように体の向きを変えましょう。	Please change your sleeping position frequently to prevent bed sores.
12.	お部屋の温度はいかがですか。	How is the room temperature?
13.	お風呂に入りましょうか。	Would you like to take a bath?
14.	気分はいかがですか。	How are you feeling?
15.	お疲れではありませんか。	I'm afraid you've become a little tired.
16.	少しお疲れのようなので、彼女（彼）には少し眠っていただいたらよいですね。	I'm afraid she's (he's) gotten a little tired. Perhaps we should let her (him) sleep.

17. (これらの) 服 (パジャマ) に着替えましょう。	Please change into these day clothes (night clothes/pajamas).
18. この袖に腕を通して下さい。	Please put your arm through the sleeve.
19. 髪をとかしましょう。	Shall I comb (brush) your hair?
20. 車いすに乗るのをお手伝いしましょう。	Let me help you get into the wheelchair.
21. お手洗いに行きましょうか。	Would you like to go to the bathroom (toilet, lavatory)?
お手洗いに行くお手伝いをしましょうか。	Do you need help going to the bathroom (toilet, lavatory)?

CD-32

■患者側■

1. 入浴するのを手伝ってくださいますか。	Please help me take my bath.
2. お手洗いに行くのを手伝っていただけますか。	I need help going to the bathroom.
3. 服を着替えるのを手伝っていただけますか。	Please help me to change my clothes.
4. 一人で (これらの) 服を着ることができないのです。特にシャツの袖に腕を通すのが難しいのです。	I cannot put on these clothes by myself without some help. It's especially hard to get my arms through the shirt sleeves.
5. 車いすに乗るのをお手伝いいただけますか。	Could you help me get into my wheelchair?
6. お水をいただけますか。	Could I have some water, please?

（Ⅱ）

各診療科に関する用語

1 消化器科

Gastroenterology

A 用 語

CD-33

い	胃アトニー	gastric atony	[gǽstrik ǽtəni ギャストリック・アタニ]
		inactive stomach	[inǽktiv stʌ́mək イナクティヴ・スタマック]
	胃液減少（症）	hypochylia	[hàipəkáiliə ハイパカイリア]
	胃液分泌過多（症）	gastrorrhea	[gæ̀strərí:ə ギャストラリーア]
	胃炎	inflammation of the stomach	[ìnfləméiʃən əv ðə stʌ́mək インフラメイシャン・アヴ・ザ・スタマック]
		gastritis	[gæstráitis ギャストライティス]
	胃回腸炎	gastroileitis	[gæ̀strəiliáitis ギャストライリアイティス]
	胃潰瘍	gastric ulcer	[gǽstrik ʌ́lsər ギャストリック・アルサ]
		ulcer of the stomach	[ʌ́lsər əv ðə stʌ́mək アルサ・アヴ・ザ・スタマック]
	胃拡張	dilated stomach	[dailéitid stʌ́mək ダイレイティッド・スタマック]
		gastrectasis	[gæ̀stréktasis ギャストレクタスィス]
	胃下垂	dropped stomach	[drápt stʌ́mək ドラップト・スタマック]
		gastroptosis	[gæ̀strəptóusis ギャストラプトウスィス]

胃がん	gastric cancer	[gǽstrik kǽnsər ギャストリック・キャンサ]
	stomach cancer	[stʌ́mək kǽnsər スタマック・キャンサ]
胃狭窄（いきょうさく）	gastrostenosis	[gæ̀strəstinóusis ギャストラスティノウスィス]
胃痙攣（いけいれん）	gastrospasm	[gæ̀strəspǽzm ギャストラスパズム]
	stomach cramps	[stʌ́mək krǽmps スタマック・クランプス]
胃結腸炎	gastrocolitis	[gæ̀strəkəláitis ギャストラカライティス]
胃酸過多（症）	acid stomach	[ǽsid stʌ́mək アスィッド・スタマック]
	hyperacidity	[hàipərəsíditi ハイパラスィディティ]
胃疾患	gastropathy	[gæstrápəθi ギャストラパシィ]
胃出血	gastric hemorrhage	[gǽstrik héməridʒ ギャストリック・ヘマリッジ]
	gastrorrhagia	[gæ̀strəréidʒə ギャストラレイジャ]
胃食道逆流性疾患	gastroesophageal reflux disease (GERD)	[gæ̀strəisɑfədʒí:əl rí:flʌks dizí:z ギャストライサファジーアル・リーフラックス・ディズィーズ]
胃石症	gastrolithiasis	[gæ̀strəliθáiəsis ギャストラリサイアスィス]
胃切開	gastrotomy	[gæstrátəmi ギャストラタミ]
胃切除	gastrectomy	[gæstréktəmi ギャストレクタミ]
胃腸炎	gastroenteritis	[gæ̀strəentəráitis ギャストラエンテライティス]
胃痛	stomachache	[stʌ́məkèik スタマケイク]

	胃粘膜炎	esogastritis	[èsəgæstráitis エソギャストライティス]
	胃瘻(いろう)	gastrostoma	[gæstrəstóumə ギャストラストウマ]
え	嚥下困難(えんげこんなん)	difficulty in swallowing	[dífikʌlti in swálouiŋ ディフィカルティ・イン・スワロウィング]
お	黄疸	jaundice	[dʒɔ́:ndis ジョーンディス]
	おなら	gas	[gǽs ギャス]
か	潰瘍性大腸炎	ulcerative colitis	[ʌ́lsərətiv kəláitis アルサラティヴ・カライティス]
	過敏性腸症候群	irritable bowel syndrome (IBS)	[írətəbl báuəl síndroum イリタブル・バウアル・スィンドロウム]
	肝炎	hepatitis	[hepətáitis ヘパタイティス]
	劇症肝炎	fulminant hepatitis	[fʌ́lmənənt hepətáitis ファルマナント・ヘパタイティス]
	C 型肝炎	hepatitis C	[hepətáitis sí: ヘパタイティス・スィー]
	肝血管腫	hepatic hemangioma	[hipǽtik himæ̀ndʒióumə ヒパティック・ヒマンジオウマ]
	肝硬変	liver cirrhosis	[lívər siróusis リヴァ・スィロウスィス]
	肝細胞がん	hepatocellular cancer	[hèpətouséljulər kǽnsər ヘパトウセリュラ・キャンサ]
	肝障害	liver disorder	[lívər disɔ́:rdər リヴァ・ディスオーダ]
	肝臓がん	liver cancer	[lívər kǽnsər リヴァ・キャンサ]
	肝不全	hepatic failure	[hipǽtik féiljə ヒパティック・フェイリャ]
き	虚血性大腸炎	ischemic colitis	[iskí:mik kəláitis イスキーミック・カライティス]
く	クローン病	Crohn's disease	[króunz dizí:z クロウンズ・ディズィーズ]

け	げっぷ	**belch**	[béltʃ ベルチ]
		burp	[bə́:rp バープ]
	血便	**bloody stool**	[blʌ́di stú:l ブラディ・ストゥール]
	下痢	**diarrhea**	[dàiərí:ə ダイアリーア]
こ	コレラ	**cholera**	[kálərə カララ]
し	痔疾	**hemorrhoids**	[hémərɔidz ヘマロイズ]
		piles	[páilz パイルズ]
	脂肪肝	**fatty liver**	[fǽti lívər ファティ・リヴァ]
	十二指腸炎	**duodenitis**	[djù:oudináitis デューオウディナイティス]
	十二指腸潰瘍	**duodenal ulcer**	[djù:ədí:nl ʌ́lsər デューアディーヌル・アルサ]
	消化管間質腫瘍	**gastrointestinal stromal tumor**	[gæ̀strəintéstənl stróuməl tjú:mər ギャストラインテスタヌル・ストロウマル・テューマ]
	消化不良	**dyspepsia**	[dispépʃə ディスペプシャ]
		indigestion	[ìndaidʒéstʃən インダイジェスチャン]
	食中毒	**food poisoning**	[fú:d pɔ́izəniŋ フード・ポイズニング]
	食道アカラシア	**achalasia of esophagus**	[èikəléiʒiə əv isáfəgəs エイカレイジア・アヴ・イサファガス]
	食道炎	**esophagitis**	[isɑ̀fədʒáitis イサファジャイティス]
	食道がん	**esophageal cancer**	[isɑ̀fədʒí:əl kǽnsər イサファジーアル・キャンサ]
	食道裂孔	**esophagus hiatus**	[isáfəgəs haiéitəs イサファガス・ハイエイタス]
	食欲不振	**anorexia**	[æ̀nəréksiə アナレクスィア]

	神経性胃炎	neurotic gastritis	[njuərάtik gæstráitis ニュアラティック・ギャストライティス]
す	膵(臓)炎	pancreatitis	[pæ̀nkriətáitis パンクリアタイティス]
せ	赤痢	dysentery	[dísəntèri ディサンテリ]
そ	総胆管結石症	choledocholithiasis	[kəlèdəkaliθáiəsis カレダカリサイアスィス]
た	大腸炎	colitis	[kəláitis カライティス]
	大腸がん	colon cancer	[kóulən kǽnsər コウラン・キャンサ]
	大腸菌	*Escherichia coli*	[eʃəríkiə kóulai エシャリキア・コウライ]
	大腸菌毒血症	colitoxemia	[kəlitɑksíːmiə カリタクスィーミア]
	脱肛	anal prolapse	[éinl proulǽps エイヌル・プロウラプス]
	脱腸	abdominal hernia	[æbdάmənl hə́ːrniə アブダミヌル・ハーニア]
	胆管	bile duct	[báil dʌ̀kt バイル・ダクト]
	胆管炎	cholangitis	[kòulændʒáitis コウランジャイティス]
	胆汁	bile	[báil バイル]
		gall	[gɔ́ːl ゴール]
	胆石	gallstone	[gɔ́ːlstòun ゴールストウン]
	胆石症	cholelithiasis	[kòuləliθáiəsis コウラリサイアスィス]
	胆石疝痛(せんつう)	gallstone attack colic	[gɔ́ːlstoun ətǽk kάlik ゴールストウン・アタック・カリック]
	胆嚢炎	cholecystitis	[kòuləsistáitis コウラスィスタイティス]

ち	虫垂炎	**appendicitis**	[əpèndəsáitis アペンディサイティス]
	腸炎	**enteritis**	[èntəráitis エンテライティス]
	腸がん	**intestinal cancer**	[intéstənl kǽnsər インテスティヌル・キャンサ]
	腸チフス	**typhoid**	[táifɔid タイフォイド]
	腸捻転	**volvulus**	[válvjuləs ヴァルヴュラス]
	腸閉塞	**ileus**	[íliəs イリアス]
		intestinal obstruction	[intéstənl əbstrʌ́kʃən インテスティヌル・アブストラクシャン]
	腸ポリープ	**intestinal polyp**	[intéstənl pálip インテスティヌル・パリプ]
	直腸炎	**proctitis**	[praktáitis プラクタイティス]
	直腸がん	**rectal cancer**	[réktl kǽnsər レクトゥル・キャンサ]
	直腸出血	**proctorrhagia**	[pràktəréidʒə プラクタレイジャ]
	直腸ヘルニア	**hedrocele**	[hédrəsì:l ヘドロスィール]
は	吐き気	**nausea**	[nɔ́:ziə ノーズィア]
ひ	非アルコール性脂肪性肝炎	**non-alcoholic steatohepatitis (NASH)**	[nanæ̀lkəhɔ́:lik stì:ətouhepətáitis ナン・アルカホーリック・スティーアトウヘパタイティス]
ふ	腹腔	**abdominal cavity**	[æbdámənl kǽvəti アブダミヌル・キャヴァティ]
	腹部ヘルニア	**abdominal hernia**	[æbdámənl hə́:rniə アブダミヌル・ハーニア]
	腹膜炎	**peritonitis**	[pèritənáitis ペリタナイティス]
へ	ヘルニア	**hernia**	[hə́:rniə ハーニア]
		rupture	[rʌ́ptʃər ラプチャ]
	便通	**bowel movement**	[báuəl mú:vmənt バウアル・ムーヴメント]
	便秘	**constipation**	[kànstəpéiʃən カンスタペイシャン]

ほ	ポリープ	**polyp**	[pálip パリプ]
む	胸やけ	**heartburn**	[há:rtbə̀:rn ハートバーン]
も	盲腸炎	**typhlitis**	[tifláitis ティフライティス]
ゆ	幽門	**pylorus**	[pailɔ́:rəs パイローラス]

B 例 文

CD-34

■医療従事者側■

1. お腹が痛いですか。	Do you have a stomachache?
2. 夕食に何を食べましたか。	What did you have for supper?
3. 空腹時だけ痛みますか。	Do you feel pain only when your stomach is empty?
4. 便通は1週平均でどの位ありますか。	On average, how many bowel movements do you have per week?
5. 便の色と固さはどんな具合ですか。	What is the color and consistency of your stool?
6. 便に血が混じりますか。	Do you have blood in your stool?
7. 今日は安静にして、何も食べない方がいいでしょう。	You should stay in bed today and you had better not eat anything.
8. 下痢がひどいようですから、水分を十分に取って下さい。	Since you have rather severe diarrhea, you should take a lot of liquids.
9. お酒は当分やめて下さい。	For the time being, you shouldn't take any alcoholic beverages.
10. 厳しく食事制限をする必要があります。	You will have to be on a strict diet.

11. この薬は胃や小腸の潰瘍の治療に使われます。	This medicine is used for the treatment of ulcers in the stomach and small intestine.
12. この薬は胃酸の分泌を抑えます。	This medicine inhibits stomach acid secretion.
13. 未消化の食物を戻しますか。	Are you vomiting undigested food?
14. 消化不良でお悩みなら、この漢方薬を試してみて下さい。	If you are suffering from a digestive problem, try this herbal medicine.

CD-35

■患者側■

1. 私はしょっちゅう消化不良を起こします。	I often get indigestion.
2. 便がゆるいのですが。	I have loose bowels.
3. 食事をした後、少しむかむかします。	I feel a little nauseous after eating.
4. 口の中が酸っぱくなることがあります。	I sometimes have the taste of sour liquid in my mouth.
5. 吐き気がします。	I have nausea.
6. 胸に長い間不快感があります。	I have prolonged chest discomfort.

2 循環器科・血液科

Cardiology/Hematology

A 用 語

CD-36

か	過換気	hyperventilation	[hàipərvèntəléiʃən ハイパヴェンティレイシャン]
	下行大動脈	descending aorta	[diséndiŋ eiɔ́:rtə ディセンディング・エイオータ]
	冠状静脈	coronary vein	[kɔ́:rənèri véin コーラネリ・ヴェイン]
	冠状動脈	coronary artery	[kɔ́:rənèri ɑ́:rtəri コーラネリ・アーテリ]
き	強心剤	cardiac tonic	[kɑ́:rdiæk tɑ́nik カーディアック・タニック]
	狭心症	angina pectoris	[ændʒáinə péktəris アンジャイナ・ペクタリス]
	虚血性心疾患	ischemic heart disease	[iskí:mik hɑ́:rt dizì:z イスキーミック・ハート・ディズィーズ]
く	くも膜下出血	subarachnoid hemorrhage	[sʌbəræknɔid hémərìdʒ サバラクノイド・ヘマリッジ]
け	血圧計	sphygmomanometer	[sfìgmoumənɑ́mitər スフィグモゥマナミタ]
	血漿欠乏症	apoplasmia	[æpəplǽzmiə アパプラズミア]
	血清病	serum sickness	[síərəm síknis スィアラム・スィックネス]
	血栓症	thrombosis	[θrɑmbóusis スランボウスィス]
	血友病	hemophilia	[hì:məfíliə ヒーマフィリア]

こ	高血圧	high blood pressure	[hái blʌ́d prèʃər ハイ・ブラッド・プレシャ]
		hypertension	[hàipərténʃən ハイパテンシャン]
	高脂血症	high blood fat disease	[hái blʌ́d fǽt dizì:z ハイ・ブラッド・ファット・ディズィーズ]
		hyperlipidemia	[hàipərlipədí:miə ハイパリピディーミア]
さ	鎖骨下動脈(さこつかどうみゃく)	subclavian artery	[sʌbkléiviən ɑ́:rtəri サブクレイヴィアン・アーテリ]
	三尖弁(さんせんべん)	tricuspid valve	[traikʌ́spid vǽlv トライカスピッド・ヴァルヴ]
し	上大静脈(じょうだいじょうみゃく)	superior vena cava	[səpíəriər ví:nə kéivə サピアリア・ヴィーナ・ケイヴァ]
	静脈	vein	[véin ヴェイン]
	静脈瘤	varicose veins	[vǽrəkòus véinz ヴァリコウス・ヴェインズ]
		varix	[véəriks ヴェアリクス]
	徐脈	bradycardia	[brædikɑ́:rdiə ブラディカーディア]
	心(臓)炎	carditis	[kɑ:rdáitis カーダイティス]
	心筋炎	myocarditis	[màioukɑ:rdáitis マイオゥカーダイティス]
	心外膜	epicardium	[èpikɑ́:rdiəm エピカーディアム]
	心筋梗塞	myocardial infarction	[màiəkɑ́:rdiəl infɑ́:rkʃən マイアカーディアル・インファークシャン]
	心筋(層)	myocardium	[màiəkɑ́:rdiəm マイアカーディアム]
	心雑音	heart murmur	[hɑ́:rt mə̀:rmər ハート・マーマ]
	心室	ventricle	[véntrikl ヴェントリクル]
	心室中隔	interventricular septum	[ìntərventríkjulər séptəm インタァヴェントリキュラ・セプタム]

心臓喘息	cardiac asthma	[ká:rdiæk ǽzmə **カー**ディアック・**ア**ズマ]
心臓肥大	cardiac hypertrophy	[ká:rdiæk haipə́:rtrəfi **カー**ディアック・ハイ**パー**トラフィ]
	enlargement of the heart	[inlá:rdʒmənt əv ðə há:rt インラージメント・アヴ・ザ・**ハー**ト]
心臓病	heart disease	[há:rt dizì:z **ハー**ト・ディズィーズ]
心臓弁膜症	valvular heart disease	[vǽlvjulər há:rt dizì:z **ヴァ**ルヴュラ・**ハー**ト・ディズィーズ]
心臓発作	heart attack	[há:rt ətæ̀k **ハー**ト・アタック]
心臓麻痺	heart failure	[há:rt fèiljər **ハー**ト・フェイリア]
心停止	heart arrest	[há:rt ərést **ハー**ト・ア**レ**スト]
	cardiac arrest	[ká:rdiæk ərést **カー**ディアク・ア**レ**スト]
心電図	electrocardiogram (ECG)	[ilèktroukά:rdiəgræm イレクトロウ**カー**ディアグラム]
心電図検査	electrocardiography	[ilèktroukà:rdiágræfi イレクトロウカーディ**ア**グラフィ]
心内膜炎	endocarditis	[èndouka:rdáitis エンドウカー**ダ**イティス]
心不全	cardiac insufficiency	[ká:rdiæk ìnsəfíʃənsi **カー**ディアク・インサ**フィ**シャンスィ]
	heart failure	[há:rt fèiljər **ハー**ト・フェイリア]
うっ血性心不全	congestive heart failure	[kəndʒéstiv há:rt fèiljər カン**ジェ**スティヴ・**ハー**ト・フェイリア]
心房	atrium	[éitriəm **エ**イトリアム]
そ 総頸動脈	common carotid artery	[kámən kərátid à:rtəri **カ**マン・カ**ラ**ティッド・アーテリ]
僧帽弁	mitral valve	[máitrəl væ̀lv **マ**イトラル・ヴァルヴ]

た	大静脈	vena cava	[ví:nə kéivə ヴィーナ・ケイヴァ]
	大動脈	aorta	[eiɔ́:rtə エイオータ]
て	低血圧	hypotension	[hàipouténʃən ハイポウテンシャン]
		low blood pressure	[lóu blʌ́d prèʃər ロウ・ブラッド・プレシャ]
と	動悸	palpitations	[pælpətèiʃənz パルピテイシャンズ]
	動脈	artery	[ɑ́:rtəri アーテリ]
	動脈硬化	arteriosclerosis	[ɑ́:rtìəriouskliəróusis アーティアリオゥスクリアロウスィス]
	動脈瘤	aneurysm	[ǽnjuərìzm アニュアリズム]
な	内出血	internal bleeding	[intə́:rnl blí:diŋ インターナル・ブリーディング]
に	乳頭筋	papillary muscle	[pəpíləri mʌ́sl パピラリ・マスル]
の	脳梗塞	brain infarction	[bréin infɑ́:rkʃən ブレイン・インファークシャン]
		cerebral infarction	[sərí:brəl infɑ́:rkʃən サリーブラル・インファークシャン]
	脳出血	brain hemorrhage	[bréin héməridʒ ブレイン・ヘマリッジ]
は	肺静脈	pulmonary vein	[pʌ́lmənèri véin パルマネリ・ヴェイン]
	肺動脈	pulmonary artery	[pʌ́lmənèri ɑ́:rtəri パルマネリ・アーテリ]
	肺動脈幹	pulmonary trunk	[pʌ́lmənèri trʌ́nk パルマネリ・トランク]
	肺動脈弁	pulmonary valve	[pʌ́lmənèri vǽlv パルマネリ・ヴァルヴ]
	白血病	leukemia	[lu:kí:miə ルーキーミア]

ひ	肥大心	**enlarged heart**	[inlá:rdʒd há:rt インラージド・ハート]
	貧血	**anemia**	[əní:miə アニーミア]
	頻脈	**frequent pulse**	[frí:kwənt pʌ́ls フリークァント・パルス]
		tachycardia	[tækikɑ́:rdiə タキカーディア]
ふ	不正出血	**abnormal bleeding**	[æbnɔ́:rməl blí:diŋ アブノーマル・ブリーディング]
	不整脈	**arrhythmia**	[əríðmiə アリズミア]
		irregular pulse	[irégjulər pʌ́ls イレギュラ・パルス]
ほ	発作(脳卒中などの)	**stroke**	[stróuk ストロウク]
り	リウマチ	**rheumatism**	[rú:mətìzm ルーマティズム]
	リンパ腫	**lymphoma**	[limfóumə リンフォウマ]
わ	腕頭動脈	**brachiocephalic artery**	[brèikiousəfǽlik ɑ́:rtəri ブレイキオウセファリック・アーテリ]

B 例 文

■医療従事者側■

CD-37

1. 胸部に圧迫感がありますか。 Do you have pressure in your chest?
2. いつから胸部が痛み始めましたか。 Since when did your chest pain start?
3. 階段を上ると動悸がし始めますか。 Does your heart begin to palpitate when you go upstairs?
4. たくさん汗をかきますか。 Do you sweat a lot?
5. 採血／血液検査をします。 We're going to take your blood sample.

6. ニトログリセリンを出します。胸に痛みがあるときに1錠舌の下に含んで下さい。	We'll give you nitroglycerin. You should put one tablet under your tongue when you have any chest pain.
7. この薬が血圧を下げるのに役立ってくれるでしょう。	This medication will help lower your blood pressure.
8. 血圧がちょっと高めですね。上が 160、下が 100 です。	Your blood pressure is a bit high. It's 160 over 100.
9. ストレスがたまっているのではありませんか。	Have you been under a lot of stress?
10. 高血圧の家系ですか。	Is there a family history of high blood pressure?
11. 利尿剤を2週間分出しておきます。	This is a diuretic you have to take for two weeks.
12. この子は貧血気味です。	This child is kind of anemic.
13. よく息切れや動悸がしますか。	Do you often get short of breath and experience palpitations?
14. 鉄分の錠剤以外に、鉄分を多く含んでいる食物をとって下さい。	In addition to taking iron pills, you should eat foods rich in iron.
15. コレステロールを減らすために肉の食べすぎは避けて下さい。	You should avoid eating too much meat to cut down on cholesterol.

MP3
CD-38

■患者側■

1. ときどき心臓の動悸がします。	I have heart palpitations from time to time.

2. 胸が締め付けられるような痛みがあります。	I have a squeezing pain in my chest.
3. 私はよくメタボリック症候群にかかっているのではないかと思ってきました。	I have often wondered if I have metabolic syndrome.
4. 血液検査の結果はいかがでしたか。	What were the results of the blood test?
5. 食習慣を変えなければなりませんか。	Do I have to change my eating habits?

3 呼吸器科

Pulmonary Medicine

Ⓐ 用　語

CD-39

あ	アトピー性喘息	atopic asthma	[eitápik ǽzmə エイタピック・アズマ]
	アレルギー性鼻炎	allergic rhinitis	[ələ́ːrdʒik raináitis アラージック・ライナイティス]
い	息切れ	shortness of breath	[ʃɔ́ːrtnis əv bréθ ショートニス・アヴ・ブレス]
	いびき	snore	[snɔ́ːr スノア]
	咽頭炎	pharyngitis	[fӕrindʒáitis ファリンジャイティス]
	咽頭痛	sore throat	[sɔ́ːr θróut ソア・スロウト]
か	過換気症候群	hyperventilation syndrome	[hàipərventəléiʃən síndroum ハイパヴェンティレイシャン・スィンドロウム]
	風邪	common cold	[kámən kóuld カマン・コウルド]
	花粉症	hay fever	[héi fíːvər ヘイ・フィーヴァ]
		pollinosis	[pɑlənóusis パリノウスィス]
		(pl.) pollinoses	[pɑlənóusiːz パリノウスィーズ]
	枯草喘息	hay asthma	[héi ǽzmə ヘイ・アズマ]
き	気管支炎	bronchitis	[brɑŋkáitis ブランカイティス]
	気管支喘息	bronchial asthma	[brɑ́ŋkiəl ǽzmə ブランキアル・アズマ]
	気胸	collapsed lung	[kəlǽpsd lʌ́ŋ カラプスト・ラング]
		pneumothorax	[njùːməθɔ́ːrӕks ニューマソーラックス]

	胸部症状(咳)の強い風邪	chest cold	[tʃést kóuld **チェ**スト・**コ**ウルド]
	胸膜炎	pleurisy	[plúərəsi プ**ル**アリスィ]
		pleuritis	[plu(ə)ráitəs プル**ラ**イティス]
く	くしゃみ	sneeze	[sní:z ス**ニー**ズ]
け	結核	tuberculosis	[tjubə̀:rkjulóusis テュバーキュ**ロ**ウスィス]
こ	膠原病（こうげんびょう）	collagen disease	[kálədʒən dizí:z **カ**ラジャン・ディ**ズィー**ズ]
	喉頭炎	laryngitis	[lærindʒáitis ラリン**ジャ**イティス]
	呼吸困難	difficulty in breathing	[dífikʌ̀lti in brí:ðiŋ **ディ**フィカルティ・イン・ブ**リー**ジング]
		dyspnea	[dispní:ə ディスプ**ニー**ア]
し	しゃっくり	hiccup	[híkʌp **ヒ**カップ]
	重症急性呼吸器症候群	severe acute respiratory syndrome (SARS)	[səvíər əkjú:t réspərətɔ:ri síndroum スィ**ヴィ**ア·ア**キュー**ト・**レ**スパラトーリ・**スィ**ンドロウム（**サー**ズ)]
	猩紅熱（しょうこうねつ）	scarlet fever	[ská:rlit fí:vər ス**カー**リット·**フィー**ヴァ]
	塵肺(症)	pneumonoconiosis	[njù:mənoukòunióusis ニューマノウコウニ**オ**ウスィス]
せ	咳	cough	[kɔ́:f **コー**フ]
	喘息（ぜんそく）	asthma	[ǽzmə **ア**ズマ]
	喘鳴（ぜんめい）	wheeze	[hwí:z **ウィー**ズ]
ち	窒息	choking	[tʃóukiŋ **チョ**ウキング]
		suffocation	[sʌ̀fəkéiʃən サファ**ケ**イシャン]
	中東呼吸器症候群	Middle East Respiratory syndrome (MERS)	[mídl í:st réspərətɔ:ri síndroum **ミ**ドルイースト・**レ**スパラトーリ・**スィ**ンドロウム（マーズ)]

は	肺炎	pneumonia	[njumóunjə ニュモウニア]
	肺がん	lung cancer	[lʌ́ŋ kǽnsər ラング・キャンサ]
	肺気腫	pulmonary emphysema	[pʌ́lmənèri èmfəsíːmə パルマネリ・エンフィスィーマ]
	肺結核	pulmonary tuberculosis	[pʌ́lmənèri tjubə̀ːrkjulóusis パルマネリ・テュバーキュロウスィス]
	肺ペスト	pneumonic plague	[njumánik pléig ニュマニック・プレイグ]
	肺胞（はいほう）	alveolus	[ælvíːələs アルヴィーアラス]
	鼻声・鼻音症	rhinolalia	[rainouléiliə ライノウレイリア]
	鼻血	epistaxis	[epəstǽksis エピスタクスィス]
	鼻づまり	stuffy nose	[stʌ́fi nóuz スタフィ・ノウズ]
	鼻水	runny nose	[rʌ́ni nóuz ラニ・ノウズ]
	バラ花粉症	rose fever	[róuz fíːvər ロウズ・フィーヴァ]
ひ	鼻炎	rhinitis	[rainάitis ライナイティス]
	鼻閉塞	nasal obstruction	[néizəl əbstrʌ́kʃən ネイザル・アブストラクシャン]
	百日咳	pertussis	[pərtʌ́sis パタスィス]
		whooping cough	[húːpiŋ kɔ́ːf フウーピング・コーフ]
	鼻漏	rhinorrhea	[ràinəríːə ライノリア]
ふ	副鼻腔炎	sinusitis	[sàinəsáitis サイナサイティス]
へ	扁桃炎	tonsillitis	[tὰnsəláitis トンスィライティス]
む	無呼吸	apnea	[ǽpniə アプニア]
よ	溶連菌性咽頭炎	strep throat	[strép θróut ストレップ・スロウト]
り	流行性感冒	influenza	[ìnfluénzə インフルエンザ]
		(the) flu	[(ðə) flúː（ザ）・フルー]
ろ	肋膜炎	pleurisy	[plúərəsi プルアリスィ]

B 例文

CD-40

■医療従事者側■

1. 何かアレルギーはありますか。	Do you have any allergies?
2. 薬アレルギーがありますか。	· Do you have any drug reactions? · Are you allergic to any medication?
3. 喘息を患っていますか。	Do you have asthma?
4. 症状が特定の季節に悪くなるということはありませんか。	Does your condition get worse at any particular time of the year?
5. 息切れがしますか。	Do you have any shortness of breath?
6. 呼吸困難で夜中に目が覚めますか。	Do you wake up at night because of difficulties with your breathing?
7. 咳をして血を吐き出したことがありますか。	Have you been coughing up blood?
8. 今までに誰か呼吸器系の病気にかかった人と接触したことがありますか。	Have you been exposed to anyone with a respiratory disease?
9. どれぐらい喫煙しますか。	How much do you smoke?
10. たばこはやめるべきです。	You should quit smoking.
11. 息を深く吸って吐いて下さい。	Take a deep breath in and then out, please.
12. 肺に水がたまっています。	We found fluid in your lungs.
13. この薬は肺の炎症を抑えます。	This medicine will reduce inflammation of the lungs.

■患者側■

CD-41

1. 喉が痛く、ものを飲みこみにくいです。	I have a sore throat and difficulty swallowing.
2. ひどい咳が出ます。	I have a bad cough.
3. 急にせき込むと、しばらく止まらなくなります。	When I start coughing, it doesn't stop.
4. 私は（喫煙者のそばにいると、たびたび、一日に何度も）喘息の発作に苦しんでいます。	I have asthma attacks (when I'm around smokers / often / many times a day).

4 脳・神経科

Neurology

A 用 語

CD-42

	用語	English	発音
あ	アルコール依存症	**alcohol dependence**	[ǽlkəhɔ̀:l dipéndəns アルカホール・ディペンダンス]
	アルコール中毒症	**alcoholism**	[ǽlkəhɔ:lìzəm アルカホーリズム]
	アルツハイマー病	**Alzheimer's disease**	[á:ltshàimərz dizí:z アールツハイマズ・ディズィーズ]
	暗所恐怖症	**nyctophobia**	[nìktoufóubiə ニクトウフォウビア]
い	意識混濁	**clouding of consciousness**	[klaudiŋ əv kánʃəsnəs クラウディング・アヴ・カンシャスネス]
う	うつ病	**depression**	[dipréʃən ディプレッシャン]
え	円形脱毛症	**alopecia areata**	[æ̀ləpí:ʃiə æ̀riéitə アラピーシア・アリエイタ]
	延髄	**medulla**	[mədʌ́lə メダラ]
か	外傷後ストレス障害	**PTSD (post-traumatic stress disorder)**	[pí: tí: és dí: (pòust trəmǽtik strés disɔ́:dər) ピー・ティー・エス・ディー (ポウスト・トラマティック・ストレス・ディスオーダ)]
	過食症	**bulimia**	[bju:límiə ビューリミア]
		hyperphagia	[hàipərféidʒə ハイパフェイジャ]
	下垂体	**pituitary gland**	[pitjú:ətèri glǽnd ピチューエテリ・グランド]
	学校恐怖症	**school phobia**	[skú:l fóubiə スクール・フォウビア]
	環境神経症	**environmental neurosis**	[invàiərənméntl njuəróusis インヴァイアランメンタル・ニュアロウスィス]

	感情障害	**emotional disorder**	[imóuʃənl disɔ́:rdər イ**モ**ウシャナル・ディス**オー**ダ]
	顔面痙攣	**facial spasm**	[féiʃəl spǽzm **フェ**イシャル・ス**パ**ズム]
	顔面神経痛	**facial neuralgia**	[féiʃəl njuərǽldʒə **フェ**イシャル・ニュア**ラ**ルジャ]
	顔面神経麻痺	**Bell's palsy**	[bélz pɔ́:lzi **ベ**ルズ・**ポー**ルズィ]
		facial paralysis	[féiʃəl pərǽləsis **フェ**イシャル・パ**ラ**リスィス]
き	記憶喪失(症)	**amnesia**	[æmní:ʒə アム**ニー**ジャ]
	休日症候群	**holiday syndrome**	[hálədèi síndroum **ハ**ラデイ・**スィ**ンドロウム]
	橋	**pons**	[pánz **パ**ンズ]
	恐食症	**sitophobia**	[sàitəfóubiə サイタ**フォ**ウビア]
	強迫観念	**obsession**	[əbséʃən アブ**セ**シャン]
	強迫神経症	**obsessive-compulsive neurosis**	[əbsésiv kəmpʌ́lsiv njuəróusis アブ**セ**スィヴ・カン**パ**ルスィヴ・ニュア**ロ**ウスィス]
	恐怖症	**phobia**	[fóubiə **フォ**ウビア]
	拒食症	**anorexia**	[ænəréksiə アナ**レ**クスィア]
	緊張病	**catatonia**	[kætətóuniə キャタ**ト**ウニア]
く	群衆恐怖症	**ochlophobia**	[àkləfóubiə アクラ**フォ**ウビア]
け	軽躁病	**hypomania**	[hàipəméiniə ハイパ**メ**イニア]
	幻覚	**hallucination**	[həlù:sənéiʃən ハルーサ**ネ**イシャン]
	言語障害	**speech defect**	[spí:tʃ dí:fekt ス**ピー**チ・ディー**フェ**クト]
	倦怠	**boredom**	[bɔ́:rdəm **ボー**ダム]
	幻聴	**auditory hallucination**	[ɔ́:dətɔ̀:ri həlù:sənéiʃən **オー**ディトーリィ・ハルーサ**ネ**イシャン]

	見当識障害	disorientation	[disɔ̀:riəntéiʃən ディソーリエンテイシャン]
	健忘症	forgetfulness	[fərgétfəlnis ファゲットフルニス]
こ	高所恐怖症	acrophobia	[æ̀krəfóubiə アクラフォウビア]
	誇大妄想	megalomania	[mègəlouméiniə メガロウメイニア]
	昏睡	coma	[kóumə コウマ]
さ	坐骨神経痛	ischial neuralgia	[ískiəl njuərǽldʒə イスキアル・ニュアラルジャ]
	三叉神経痛	tic douloureaux	[tík du:lərú: ティック・ドゥールルー]
		trigeminal neuralgia	[traidʒéminl njuərǽldʒə トライジェミナル・ニュアラルジャ]
し	視床	thalamus	[θǽləməs サラマス]
	視床下部	hypothalamus	[hàipouθǽləməs ハイポウサラマス]
	失語症	aphasia	[əféiʒə アフェイジャ]
	失神	faint	[féint フェイント]
	自閉症	autism	[ɔ́:tizm オーティズム]
	松果体	pineal gland	[píniəl glǽnd ピニエル・グランド]
	小脳	cerebellum	[sèrəbéləm セレベラム]
	職業性神経症	occupational neurosis	[ɑ̀kjupéiʃənl njuəróusis アキュペイシャナル・ニュアロウスィス]
	食欲不振	anorexia	[æ̀nəréksiə アナレクスィア]
		loss of appetite	[lɔ́:s əv ǽpətait ロース・アヴ・アペタイト]
	自律神経失調症	autonomic imbalance	[ɔ̀:tənɑ́mik imbǽləns オータナミック・インバランス]
	自律神経障害	autonomic disorder	[ɔ̀:tənɑ́mik disɔ́:rdər オータナミック・ディスオーダ]

心因性疼痛 **psychogenic pain** [sàikədʒénik péin サイコジェニック・ペイン]

心因性疼痛障害 **psychogenic pain disorder** [sàikədʒénik péin disɔ́:rdər サイコジェニック・ペイン・ディスオーダ]

心気症 **hypochondriasis** [hàipoukɑndráiəsis ハイポウカンドライアスィス]

(pl.) hypochondriases [hàipoukɑ́ndriəsi:z ハイポウカンドライアスィーズ]

神経症 **neurosis** [njuəróusis ニュアロウスィス]

神経衰弱 **nervous breakdown** [nə́:rvəs bréikdàun ナーヴァス・ブレイクダウン]

neurasthenia [njùərəsθí:niə ニュアラスシーニア]

神経性胃炎 **nervous stomach** [nə́:rvəs stʌ́mək ナーヴァス・スタマック]

神経性無食欲(症) **anorexia nervosa** [æ̀nəréksiə nə:rvóusə アナレクスィア・ナーヴォウサ]

神経痛 **neuralgia** [njuərǽldʒə ニュアラルジャ]

心身症 **psychosomatic disorder** [sɑ̀ikəsəmǽtik disɔ́:rdər サイコサマティック・ディスオーダ]

振戦せん妄(アルコール中毒による震え・幻覚などを伴う)

delirium tremens [dilíəriəm trí:mənz ディリアリアム・トリーメンズ]

心的外傷 **psychological trauma** [sàikəlɑ́dʒikəl tráumə サイカラジカル・トラウマ]

す

睡眠障害 **sleep disorder** [slí:p disɔ́:rdər スリープ・ディスオーダ]

睡眠発作，ナルコレプシー **narcolepsy** [nɑ́:rkəlèpsi ナーコレプスィ]

頭痛 **headache** [hédèik ヘデイク]

ストレス **stress** [strés ストレス]

せ	性格異常	character disorder	[kǽrəktər disɔ́:rdər キャラクタ・ディスオーダ]
	性格神経症	character neurosis	[kǽrəktər njuəróusis キャラクタ・ニュアロウスィス]
	精神異常	insanity	[insǽnəti インサニティ]
	精神錯乱	mental derangement	[méntl diréindʒmənt メンタル・ディレインジメント]
	精神障害	mental disease (disorder / illness)	[méntl dizí:z (disɔ́:rdər / ílnis) メンタル・ディズィーズ(ディスオーダ／イルニス)]
	精神遅滞	mental retardation	[méntl rì:tɑ:rdéiʃən メントゥル・リーターデイシャン]
	精神病	mental illness	[méntl ílnis メンタル・イルニス]
		psychosis	[saikóusis サイコウスィス]
		(pl.) psychoses	[saikóusi:z サイコウスィーズ]
	性同一性障害	gender identity disorder	[dʒéndər aidéntəti disɔ́:rdər ジェンダ・アイデンティティ・ディスオーダ]
	脊髄	spinal cord	[spáinl kɔ̀:rd スパイヌル・コード]
	摂食障害	eating disorder	[í:tiŋ disɔ́:rdər イーティング・ディスオーダ]
	せん妄	delirium	[dilíəriəm ディリアリアム]
そ	躁うつ病	manic-depressive psychosis	[mǽnik diprésiv saikóusis マニック・ディプレスィヴ・サイコウスィス]
	早発性痴呆	dementia praecox	[diménʃə prí:kɑks デメンシャ・プリーカクス]
	躁病	mania	[méiniə メイニア]
	早老	presenility	[prì:siníliti プリースィニリティ]
		progeria	[proudʒíəriə プロウジアリア]
た	退行	regression	[rigréʃən リグレシャン]

	対人恐怖症	anthropophobia	[ænθrəpəfóubiə アンスロポフォウビア]
	大脳	cerebrum	[sérəbrəm セリブラム]
	大麻中毒	cannabism	[kǽnəbìzm キャナビズム]
	多動症	hyperactivity	[hàipəræktíviti ハイパラクティヴィティ]
ち	チック	tic	[tík ティック]
	中脳	midbrain	[mídbrèin ミッドブレイン]
て	適応障害	maladjustment	[mæ̀lədʒʌ́stmənt マラジャストマント]
	てんかん	epilepsy	[épəlèpsi エピレプスィ]
と	統合失調症	schizophrenia	[skìtsəfríːniə スキツァフリーニア]
	どもり	stuttering	[stʌ́təriŋ スタタリング]
に	二重人格	double personality	[dʌ́bl pə̀ːrsənǽləti ダブル・パースナラティ]
		dual personality	[djúːəl pə̀ːrsənǽləti デューアル・パースナラティ]
	認知症	dementia	[diménʃə ディメンシャ]
の	ノイローゼ	neurosis	[njuəróusis ニュアロウスィス]
	脳幹	brainstem	[bréinstèm ブレインステム]
	脳室	ventricle	[véntrikl ヴェントリクル]
	脳震盪	brain concussion	[bréin kənkʌ́ʃən ブレイン・カンカッション]
	脳梁	corpus callosum	[kɔ́ːrpəs kəlóusəm コーパス・カロウサム]
は	パーキンソン病	Parkinson's disease	[pɑ́ːrkinsənz dizíːz パーキンスンズ・ディズィーズ]
	パニック発作	panic attack	[pǽnik ətǽk パニック・アタック]
	パラノイア	paranoia	[pæ̀rənɔ́iə パラノイア]

ひ	被害妄想	persecutory delusion	[pə́:rsikjù:təri dilú:ʒən パースィキュータリ・ディリュージャン]
	ひきつけ	convulsion	[kənvʌ́lʃən カンヴァルシャン]
	ヒステリー	hysteria	[histíəriə ヒスティアリア]
	ヒステリー発作	hysterics	[histériks ヒステリックス]
	広場恐怖症	agoraphobia	[æ̀gərəfóubiə アガラフォウビア]
ふ	不安神経症	anxiety neurosis	[æŋzáiəti njuəróusis アングザイアティ・ニュアロウスィス]
	不定愁訴	malaise	[məléiz マレイズ]
	不眠症	insomnia	[insɑ́mniə インサムニア]
		sleeplessness	[sli:plisnis スリープレスニス]
へ	閉所恐怖症	claustrophobia	[klɔ̀:strəfóubiə クローストラフォウビア]
	偏執症	paranoia	[pæ̀rənɔ́iə パラノイア]
ほ	暴食症	sitomania	[sàitəméiniə サイタメイニア]
	発作	fits	[fíts フィッツ]
		seizure	[sí:ʒər スィージャ]
ま	麻痺	paralysis	[pərǽləsis パラリスィス]
		(pl.) paralyses	[pərǽləsi:z パラリスィーズ]
	麻薬中毒	narcotism	[nɑ́:rkətìzəm ナーカティズム]
		narcotic addiction	[nɑ:rkátik ədíkʃən ナーカティック・アディクシャン]
む	夢遊病	sleepwalking	[slí:pwɔ́:kiŋ スリープウォーキング]
		somnambulism	[sɑmnǽmbjulìzm サムナンビュリズム]
	無力症	inertia	[inə́:rʃə イナーシャ]
め	めまい	dizziness	[dízinis ディズィニス]
	回転性めまい	vertigo	[və́:rtigòu ヴァーティゴウ]

や	薬物中毒	**drug addiction**	[drʌ́g ədíkʃən ドラッグ・アディクシャン]
よ	抑圧	**repression**	[ripréʃən リプレッシャン]
ろ	老人性認知症	**senile dementia**	[síːnail diménʃə スィーナイル・ディメンシャ]
	露出症	**exhibitionism**	[èksəbíʃənìzəm エクサビシャニズム]
	肋間神経痛	**intercostal neuralgia**	[ìntərkástl njuərǽldʒə インタカスタル・ニュ(ァ)ラルジャ]

B 例文

■医療従事者側■

CD-43

1. 身体の平衡を失うことがありますか。	Do you ever lose your balance?
2. めまいがしますか。	Do you feel dizzy?
3. 手や足がしびれますか。	Do you have numbness in your hands or feet?
4. ひきつけを起こしますか。	Do you have convulsions?
5. ひきつけの薬を飲んでいますか。	Do you take medicine for the convulsions?
6. チクッと(刺した痛みを)感じますか。	Do you feel a prick?
7. 言葉をはっきり話すのが難しいですか。	Do you ever have trouble speaking clearly?
8. 人が尋ねたことを理解するのが難しいですか。	Do you have trouble understanding what someone asks?
9. 左脚を右脚の上に組んで下さい。	Cross the left leg over the right one.

10. 左肘を曲げて下さい。	Bend your left elbow.
11. 右膝を曲げて下さい。	Bend your right knee.
12. 指を伸ばして下さい。	Stretch your fingers.
13. 冷たく感じますか。	Does this feel cold?
14. 皮膚に熱さを感じられないのですか。	Do you ever have trouble feeling heat on your skin?
15. 触覚がなくなっていますか。	Do you ever lose your sense of touch?
16. 記憶を失ったことがありますか。	Have you ever had memory defects?
17. しばらくの間気を失うことがありますか。	Do you have fainting spells?
18. 抗うつ薬の飲み方については、これらの指示に従って下さい。	Follow these instructions about how and when you should take your antidepressant medication.

■患者側■

CD-44

1. 最近なかなか寝付けないんです。	I have difficulty falling asleep these days.
2. ひどい頭痛がします。	I have a severe headache.
3. 症状が悪化［改善］しています。	My symptoms are getting worse [better].
4. 漠然とした不安があるんです。	I have general anxiety.
5. 食べる［飲む］のを止められないんです。	I can't stop eating [drinking].

5 泌尿器科・性病科

Urology / Venereology

CD-45

A 用 語

い いんきんたむし	tinea cruris	[tíniə krúəris ティニア・クルアリス]
陰茎，ペニス	penis	[pí:nis ピーニス]
陰茎がん	penile cancer	[pí:nail kǽnsər ピーナイル・キャンサ]
陰茎形成性硬結症	plastic induration of the penis	[plǽstik ìndjuréiʃən əv ðə pí:nis プラスティック・インデュレイシャン・アヴ・ザ・ピーニス]
陰嚢	scrotum	[skróutəm スクロウタム]
陰嚢湿疹	eczema of the scrotum	[éksəmə əv ðə skróutəm エクセマ・アヴ・ザ・スクロウタム]
陰嚢水腫	hydrocele testis	[háidrəsì:l téstis ハイドラスィール・テスティス]
陰嚢ヘルニア	scrotal hernia	[skróutəl hə́:rniə スクロウタル・ハーニア]
陰部ヘルペス	genital herpes	[dʒénətl hə́:rpi:z ジェニタル・ハーピーズ]
え エイズ(後天性免疫不全症候群)	AIDS (Acquired Immune Deficiency Syndrome)	[éidz (əkwáiərd imjú:n difíʃənsi sìndroum) エイズ（アクワイアード・イミューン・ディフィシャンスィ・スィンドゥロウム）]
か 仮性包茎	false phimosis	[fɔ́:ls faimóusis フォールス・ファイモウスィス]

	嵌頓(かんとん)包茎	paraphimosis	[pæ̀rəfaimóusis パラファイモウスィス]
き	亀頭包皮炎	balanoposthitis	[bæ̀lənoupɑsθáitis バラノゥパスサイティス]
	急性腎炎	acute nephritis	[əkjúːt nəfráitis アキュート・ネフライティス]
く	クラミジア(感染症)	chlamydia	[kləmídiə クラミディア]
け	血尿	bloody urine	[blʌ́di júərin ブラディ・ユァリン]
		hematuria	[hìːmətʃúəriə ヒーマテュァリア]
さ	残尿	residual urine	[rizídʒuəl júərin リズィジュアル・ユァリン]
	残尿感	residual sensation of urine	[rizídʒuəl senséiʃən əv júərin リズィジュアル・センセイション・アヴ・ユァリン]
		unrelieved feeling after urination	[ʌ̀nrilíːvd fíːliŋ æftər jùərinéiʃən アンリリーヴド・フィーリング・アフタ・ユァリネイシャン]
し	失禁	incontinence	[inkɑ́ntənəns インカンタナンス]
	腎盂(じんう)炎	pyelitis	[pàiəláitis パイアライティス]
	腎盂腎炎	pyelonephritis	[pàiəlounəfráitis パイアロゥネフライティス]
	腎炎	nephritis	[nəfráitis ネフライティス]
	腎臓	kidney	[kídni キドニィ]
	腎臓がん	kidney cancer	[kídni kǽnsər キドニィ・キャンサ]
	腎臓結石	kidney stones	[kídni stòunz キドニィ・ストウンズ]
	腎臓障害	kidney trouble	[kídni trʌ̀bl キドニィ・トラブル]
	腎不全	kidney failure	[kídni fèiljər キドニィ・フェイリャ]
せ	性感染症	sexually transmitted disease (STD)	[sékʃuəli trænsmítid dizíːz セクシャリィ・トランスミティド・ディズィーズ]

	sexually transmitted infection (STI)	[sékʃuəli trænsmítid infékʃən <u>セ</u>クシャリィ・トランスミティド・イン<u>フェ</u>クシャン]
精巣(睾丸)	**testicle(s)**	[téstikl(z) <u>テ</u>スティクル(ズ)]
	testis (pl. testes)	[téstis <u>テ</u>スティス (pl. tésti:z <u>テ</u>スティーズ)]
性的不能	**impotence**	[ímpətəns <u>イ</u>ンポタンス]
性病	**venereal disease (VD)**	[vəníəriəl dizí:z ヴァ<u>ニ</u>アリアル・ディ<u>ズィー</u>ズ]
尖圭コンジローマ	**condyloma acuminatum**	[kɑndəlóumə əkjù:mənéitəm カンダ<u>ロ</u>ウマ・アキューミ<u>ネ</u>イタム]
前立腺	**prostate gland**	[prásteit glǽnd プ<u>ロ</u>ステイト・グランド]
前立腺がん	**prostatic cancer**	[prɑstǽtik kǽnsər プラス<u>タ</u>ティック・<u>キャ</u>ンサ]
前立腺肥大症	**enlarged prostate**	[inlá:rdʒd prásteit エン<u>ラー</u>ジド・プ<u>ラ</u>ステイト]
	prostatic hypertrophy	[prɑstǽtik haipə́:rtrəfi プラス<u>タ</u>ティック・ハイ<u>パー</u>トラフィ]
そ 早漏	**premature ejaculation**	[prì:mətʃúər idʒækjuléiʃən プリーマ<u>チュ</u>ア・イジャキュ<u>レ</u>イシャン]
た 蛋白尿	**albuminuria**	[ælbjù:mənjúəriə アルビューマ<u>ニュ</u>アリア]
	proteinuria	[pròuti:njúəriə プロゥティー<u>ニュ</u>アリア]
ち 腟炎	**inflammation of the vagina**	[ìnfləméiʃən əv ðə vədʒáinə インフラ<u>メ</u>イシャン・アヴ・ザ・ヴァ<u>ジャ</u>イナ]
カンジダ腟炎	**candida vaginitis**	[kǽndidə vædʒənáitis <u>キャ</u>ンディダ・ヴァジ<u>ナ</u>イティス]

	トリコモナス膣炎	trichomonal vaginitis	[trikəmóunəl vædʒənáitis トリカモウナル・ヴァジナイティス]
と	透析	dialysis	[daiǽləsis ダイアリスィス]
	糖尿病	diabetes	[dàiəbí:tis ダイアビーティス]
に	尿	urine	[júərin ユァリン]
	尿管	ureter	[juərí:tər ユァリータ]
	尿失禁	incontinence of urine	[inkántənəns əv júərin インカンタナンス・アヴ・ユァリン]
		urinary incontinence	[júərənèri inkántənəns ユァリネリ・インカンタナンス]
	尿道	urethra	[juərí:θrə ユァリースラ]
	尿道炎	urethritis	[jùərəθráitis ユァリスライティス]
	淋菌性尿道炎	gonococcal urethritis	[gɑnəkákəl jùərəθráitis ガナカカル・ユァリスライティス]
	非淋菌性尿道炎	non-gonococcal urethritis	[nàngɑnəkákəl jùərəθráitis ナンガナカカル・ユァリスライティス]
	尿毒症	uremia	[juərí:miə ユァリーミア]
	尿路感染症	urinary tract infection (UTI)	[júərənèri trækt infékʃən ユァリネリ・トラクト・インフェクシャン]
ね	ネフローゼ	nephrosis	[nəfróusis ネフロウスィス]
は	梅毒	syphilis	[sífəlis スィファリス]
	排尿障害	dysuria	[dìsjuərí:ə ディスユァリーア]
ひ	泌尿器疾患	urinary disease	[júərənèri dizí:z ユァリネリ・ディズィーズ]
	頻尿	frequent urination	[frí:kwənt jùərənéiʃən フリークァント・ユァリネイシャン]
	頻尿（症）	pollakisuria	[pàləkisjúəriə パラキスユァリァ]
		pollakiuria	[pàləkijúəriə パラキユァリァ]

ふ	副睾丸炎	**epididymitis**	[èpədidəmáitis エピディダ**マ**イティス]
	不妊症	**infertility**	[ìnfərtíləti インファ**ティ**リティ]
ほ	包茎	**phimosis**	[faimóusis ファイ**モ**ウスイス]
	膀胱	**(urinary) bladder**	[(júərənèri) blǽdər **ユ**ァリネリ・ブ**ラ**ダ]
	膀胱炎	**cystitis**	[sistáitis スイス**タ**イティス]
		inflammation of the bladder	[ìnfləméiʃən əv ðə blǽdər インフラ**メ**イシャン・アヴ・ザ・ブ**ラ**ダ]
	膀胱結石	**bladder stone**	[blǽdər stòun ブ**ラ**ダ・ストウン]
	勃起障害	**erectile dysfunction (ED)**	[iréktl disfʌ́ŋkʃən イ**レ**クティル・ディス**ファ**ンクシャン]
む	むくみ	**swell (ing)**	[swél (swéliŋ) ス**ウェ**ル（ス**ウェ**リング）]
		edema	[idí:mə イ**ディー**マ]
	無尿症	**anuria**	[ənjúəriə ア**ニュ**ァリア]
や	夜尿症	**enuresis**	[ènjuərí:sis エニュァ**リー**スィス]
り	利尿剤	**diuretic**	[dàiərétik ダイア**レ**ティック]
	良性前立腺肥大症	**benign prostate hyperplasia (BPH)**	[bináin prásteit hàipərpléiʒə ビ**ナ**イン・プ**ラ**ステイト・ハイパプ**レ**イジャ]
	淋病	**gonorrhea**	[gɑnərí:ə ガナ**リィー**ア]

B 例文

CD-46

■医療従事者側■

1. 排尿は1日何度ありますか。	How often do you urinate a day?
2. 夜中にトイレによく起きますか。	Do you get up and go to the toilet often at night?

3. いつも残尿感に悩みますか。	Are you always worrying you still have to urinate just after urinating?
4. 手や顔、足などにむくみはありますか。	Are your hands, face or legs swollen?
5. 膀胱炎のようです。	It sounds like a bladder infection.
6. 薬物アレルギーはありますか。	Are you allergic to any medication?
7. よく失禁することがありますか。	Are you often incontinent?
8. 淋病のような性病にかかっている疑いがあります。	You might have a VD such as gonorrhea.
9. 膿は出ますか。	Is there a pus discharge?
10. 原因は思い当たりますか。	What do you think is the cause of the disease?
11. 週3回透析を受ける必要があります。	You need to undergo dialysis three times a week.
12. 出始めの尿は捨てて、その次の部分をコップの線のところまで採ってきてください。	Discard the first flow and collect the next part in the cup to the line.
13. 膀胱を空にするために自分でカテーテルを挿入できるようにしなければなりません。	You have to learn to catheterize yourself to empty the bladder.
14. 排尿時に、痛みますか。	Do you feel pain when you urinate?
15. 血尿がありましたか。	Have you passed blood in your urine?

■患者側■

CD-47

1. おしっこが出にくいです。	I have difficulty urinating.
2. 尿に血が混じります。	There's blood in my urine.
3. 残尿感があります。	I feel I can't release all my urine.
4. 常に尿意をもよおします。	I always have the desire to urinate.
5. お小水をすると痛みます。	It hurts when I urinate.
6. くしゃみをすると少し尿が漏れます。	I leak a little urine when I sneeze.

6 眼科 Ophthalmology

A 用語

CD-48

え	遠視	farsightedness	[fá:rsáitidnis ファーサイティドニス]
		hyperopia	[hàipəróupiə ハイパロウピア]
		hypermetropia	[hàipərmitróupiə ハイパミトロウピア]
	遠視である	(be) farsighted	[fá:rsáitəd ファーサイティド]
		(be) hyperopic	[hàipəróupik ハイパロウピック]
お	黄視(症)	xanthopsia	[zænθápsiə ザンサプスィア]
		yellow vision	[jélou víʒən イエロウ・ヴィジャン]
	黄斑	macula	[mǽkjulə マキュラ]
	黄斑変性	macular degeneration	[mǽkjulər didʒènəréiʃən マキュラ・ディジェネレィシャン]
	加齢黄斑変性	age-related macular degeneration (AMD)	[éidʒ-rilèitid mǽkjulər didʒènəréiʃən エイジリレイティド・マキュラ・ディジェネレィシャン]
か	外斜視	exotropia	[èksətróupiə エクサトロウピア]
		external strabismus	[ikstə́:rnl strəbízməs イクスターナル・ストラビズマス]
	角結膜炎	keratoconjunctivitis	[kèrətoukəndʒʌ̀ŋktiváitis ケラトウカンジャンクティヴァイティス]
	角膜	cornea	[kɔ́:rniə コーニア]
	角膜炎	keratitis	[kèrətáitis ケラタイティス]
	かすみ目	bleary eyes	[blíəri ái ブリアリィ・アイ]

	仮性近視	false nearsightedness	[fɔ́:ls níərsàitidnis フォールス・ニアサイティドニス]
		pseudomyopia	[sjù:doumaióupiə スードウマイオウピア]
	眼炎	ophthalmia	[ɑfθǽlmiə アフサルミア]
		ophthalmitis	[àfθælmáitis アフサルマイティス]
	眼(球)痛	ophthalmalgia	[ɑfθælmǽldʒə アフサルマルジャ]
	眼瞼炎	blepharitis	[blèfəráitis ブレファライティス]
	眼精疲労	asthenopia	[æ̀sθənóupiə アスシノウピア]
		eyestrain	[áistrèin アイストレイン]
き	強膜	sclera	[sklíərə スクリエラ]
	鋸状縁(きょじょうえん)	ora serrata	[ɔ́:rə sərá:tə オーラ・セラータ]
	近視	nearsightedness	[níərsàitidnis ニアサイティドニス]
		myopia	[maióupiə マイオウピア]
	近視である	(be) nearsighted	[níərsàitid ニアサイティド]
		(be) myopic	[maióupik マイオウピック]
け	結膜	conjunctiva	[kɑ̀ndʒʌŋktáivə カンジャンクタイヴァ]
	結膜炎	conjunctivitis	[kəndʒʌ̀ŋktəváitis カンジャンクティヴァイティス]
		pinkeye	[píŋkài ピンクアイ]
こ	虹彩	iris	[áiəris アイアリス]
	虹彩炎	iritis	[aiəráitis アイアライティス]
さ	逆さまつ毛	trichiasis	[trikáiəsis トリカイアスィス]
し	視覚喪失，失明	blindness	[bláindnis ブラインドニス]
	色覚異常，色盲	color blindness	[kʌ́lər bláindnis カラ・ブラインドニス]
	色視症	chromatopsia	[kròumətɑ́psiə クロウマタプスィア]

	視神経	optic nerve	[áptik nə́:rv アプティック・ナーヴ]
	弱視	amblyopia	[æ̀mblióupiə アンブリオウピア]
		weak sight	[wí:k sáit ウィーク・サイト]
	弱視である	(be) amblyopic	[æ̀mbliápik アンブリアピック]
		(be) weak-sighted	[wí:ksáitid ウィーク・サイティッド]
	視野欠如	visual field defect	[víʒuəl fí:ld dí:fekt ヴィジュアル・フィールド・ディーフェクト]
	斜視	squint	[skwínt スクィント]
		strabismus	[strəbízməs ストラビズマス]
	斜視である	(be) cross-eyed	[krɔ́s àid クロスアイド]
	充血した目	bloodshot eye	[blʌ́dʃɑt ái ブラッドシャット・アイ]
	硝子体	vitreous body	[vítriəs bádi ヴィトリアス・バディ]
	硝子体液	vitreous humor	[vítriəs hjú:mər ヴィトリアス・ヒューマ]
	静脈	vein	[véin ヴェイン]
	視力障害	visual disturbance	[víʒuəl distə́:rbəns ヴィジュアル・ディスターバンス]
す	水晶体	lens	[lénz レンズ]
せ	雪眼炎，雪盲	snow blindness	[snóu bláindnis スノウ・ブラインドニス]
		ultraviolet keratoconjunctivitis	[ʌ̀ltrəváiəlit kèrətoukəndʒʌŋktiváitis アルトラヴァイアリット・ケラトウカンジャンクティヴァイティス]
	前眼房	anterior chamber	[æntíəriər tʃéimbər アンティリア・チェインバ]
ち	中心窩	fovea	[fóuviə フォウヴィア]
	昼盲症	day blindness	[déi bláindnis デイ・ブラインドニス]

		hemeralopia	[hèmərəlóupiə ヘマラロウピア]
つ	疲れ目	**eyestrain**	[áistrèin アイストレイン]
と	瞳孔	**pupil**	[pjú:pil ピューピル]
	糖尿病性網膜症	**diabetic retinopathy**	[dàiəbétik rètənápəθi ダイアベティック・レティナパシィ]
	動脈	**artery**	[á:rtəri アーテリ]
	ドライアイ	**dry eye**	[drái ái ドライ・アイ]
	トラコーマ	**trachoma**	[trəkóumə トラコウマ]
な	内斜視	**esotropia**	[èsətróupiə エサトロウピア]
		internal strabismus	[intə́:rnl strəbízməs インターナル・ストラビズマス]
	内側直筋(ないそくちょっきん)	**medial rectus muscle**	[mí:diəl réktəs mʌ́sl ミーディアル・レクタス・マッスル]
	涙目	**watery eyes**	[wɔ́:təri áiz ウォータリ・アイズ]
は	白内障	**cataract**	[kǽtərǽkt キャタラクト]
	はやり目	**epidemic keratoconjunctivitis**	[èpədémik kèrətoukəndʒʌŋktiváitis エピデミック・ケラトウカンジャンクティヴァイティス]
ひ	飛蚊症	**muscae volitantes**	[mʌ́si: vɔlitǽnti:z マシー・ヴォリタンティーズ]
み	脈絡膜	**choroid**	[kɔ́:rɔid コーロイド]
も	網膜	**retina**	[rétənə レテナ]
	網膜炎	**retinitis**	[rètináitis レティナイティス]
	網膜剥離	**retinal detachment**	[rétənəl ditǽtʃmənt レティナル・ディタッチメント]
	毛様体	**ciliary body**	[síliəri bʌ́di シリエリィ・バディ]
	ものもらい	**sty, stye**	[stái スタイ]
		(pl.) sties, styes	[stáiz スタイズ]

や	夜盲症・鳥目	**night blindness**	[náit bláindnis ナイト・ブラインドニス]
		nyctalopia	[nìktəlóupiə ニクタロウピア]
ら	乱視	**astigmatism**	[əstígmətìzm アスティグマティズム]
	乱視である	**(be) astigmatic(al)**	[æstigmǽtik(əl) アスティグマティック（ティカル）]
り	緑内障	**glaucoma**	[glɔːkóumə グローコウマ]
ろ	老眼	**aged eyesight**	[éidʒid áisàit エイジド・アイサイト]
		presbyopia	[prèzbióupiə プレズビオウピア]
	老眼である	**(be) presbyopic**	[prèzbiápik プレズビアピック]

B 例文

■医療従事者側■

CD-49

1. コンタクトを入れてますか。	Do you wear contact lenses?
2. ものが二重に見えることがありますか。	Do you sometimes see things double?
3. ものがぼやけて見えますか。	Do you have blurred vision?
4. 遠くのものがぼやけますか、近くのものがぼやけますか。	Are distant things blurred, or close things?
5. 目がヒリヒリしますか。	Do your eyes burn?
6. 目がゴロゴロしますか。	Do your eyes feel sandy?
7. 目がかゆいですか。	Do your eyes itch?
8. 目やにがたまりますか。	Is there any discharge coming out of your eyes?

9.	この前視力検査を受けたのはいつですか。	When was the last time that you had a vision test?
10.	目薬を頻繁につけて下さい。	Put the eye drops in your eyes frequently.
11.	眼球が腫れた感じですか。	Does your eyeball feel as if it were swollen?
12.	目が炎症を起こしているようです。	Your eyes seem inflamed.
13.	涙がたくさんでますか。	Do your eyes water much?
14.	常に眼鏡をかけたほうがいいでしょう。	You'd better wear glasses all the time.

MP3
CD-50

■患者側■

1.	目が痛いです。	I have a sore eye.
2.	目が開けていられないのです。	I can't keep my eyes open.
3.	両目が充血しています。	My eyes are bloodshot.
4.	左目に何か入ったみたいなんです。	I've got something in my left eye.
5.	視力が落ちてきたようなんです。	My eyesight is growing weaker.

7 皮膚科
Dermatology

Ⓐ 用 語

CD-51

あ	あかぎれ	chapped skin	[tʃǽpt skín チャップト・スキン]
	あざ	birthmark	[bə́:rθmɑ:rk バースマーク]
		bruise	[brú:z ブルーズ]
	あせも	heat rash	[hí:t rǽʃ ヒート・ラッシュ]
	アトピー性皮膚炎	atopic dermatitis	[eitɑ́pik də:rmətáitis エイタピック・ダーマタイティス]
	アレルギー	allergy	[ǽlərdʒi アラジ]
い	いぼ	wart	[wɔ́:rt ウォート]
		verruca	[vərú:kə ヴァルーカ]
	いんきんたむし	tinea cruris	[tíniə krúəris ティニア・クルアリス]
う	うおの目	corn	[kɔ́:rn コーン]
	うるしかぶれ	lacquer poisoning	[lǽkər pɔ̀izəniŋ ラカァ・ポイズニング]
え	壊疽(えそ)	gangrene	[gǽŋgri:n ギャングリーン]
	円形脱毛症	alopecia areata	[æləpí:ʃiə æ̀riréitə アラピーシア・アリエイタ]
	炎症	inflammation	[ìnfləméiʃən インフラメイシャン]
お	おでき	boil	[bɔ́il ボイル]
		furuncle	[fjúərʌŋkl フュァランクル]
か	疥癬(かいせん)	scabies	[skéibiz スケイビズ]
	かいよう	ulcer	[ʌ́lsər アルサ]
	かさぶた	scab	[skǽb スキャブ]

		crust	[krʌ́st クラスト]
	かぶれ	rash	[rǽʃ ラッシュ]
	おむつかぶれ	diaper rash	[dáiəpər rǽʃ ダイァパァ・ラッシュ]
	かみそりまけ	razor rash	[réizər rǽʃ レイザ・ラッシュ]
	かゆみ	itch	[ítʃ イッチ]
	乾癬（かんせん）	psoriasis	[səráiəsis サライァスィス]
	乾燥肌	dry skin	[drái skín ドゥライ・スキン]
き	丘疹	papule	[pǽpju:l パピュール]
け	ケロイド	keloid	[kí:lɔid キーロイド]
こ	口唇ヘルペス	cold sore	[kóuld sɔ́:r コウルド・ソーア]
	口内炎	stomatitis	[stòumətáitis ストウマタイティス]
	紅斑	erythema	[èrəθí:mə エリシーマ]
	黒色腫	melanoma	[mèlənóumə メラノウマ]
	こぶ	bump	[bʌ́mp バンプ]
し	色素沈着	pigmentation	[pìgməntéiʃən ピグメンテイシャン]
	色素斑（しきそはん）（しみ）	pigmented spot	[pígməntid spát ピグメンティド・スパット]
	しこり	lump	[lʌ́mp ランプ]
	湿疹	eczema	[éksəmə エクサマ]
	しもやけ	chilblains	[tʃílblèinz チルブレインズ]
	脂漏性皮膚炎	seborrheic dermatitis	[sèbərí:ik də:rmətáitis セバリーイック・ダーマタイティス]
	神経皮膚炎	neurodermatitis	[njùəroudə:rmətáitis ニュァロウダーマタイティス]
	蕁麻疹（じんましん）	hives	[háivz ハイヴズ]
		urticaria	[ə̀:rtəkέəriə アーティケァリア]
す	水疱	blister	[blístər ブリスタ]

せ	接触性皮膚炎	contact dermatitis	[kántækt də:rmətáitis カンタクト・ダーマタイティス]
	先天性脱毛症	alopecia congenitalis	[æləpí:ʃiə kɑndʒənətéilis アラピーシア・カンジェニテイリス]
そ	象皮病	elephantiasis	[èləfəntáiəsis エレファンタイァスィス]
	そばかす	freckles	[frékls フレクルズ]
た	体臭	body odor	[bádi òudər バディ・オウダ]
	帯状疱疹	shingles	[ʃíŋglz シングルズ]
		herpes zoster	[hə́:rpi:z zástər ハーピーズ·ザスタ]
	たこ	callus	[kǽləs キャラス]
	脱毛	hair loss	[héər lɔ̀:s ヘア・ロース]
	脱毛症	alopecia	[æləpí:ʃiə アラピーシア]
		baldness	[bɔ́:ldnis ボールドネス]
	たむし	ringworm	[ríŋwə:rm リングワーム]
	単純ヘルペス	herpes simplex	[hə́:rpi:z símpleks ハーピーズ・スィンプレックス]
ち	チアノーゼ	cyanosis	[saiənóusis サイアノウスィス]
と	凍傷	frostbite	[frɔ́:stbait フローストバイト]
に	にきび	acne	[ǽkni アクニ]
の	膿痂疹（とびひ）	impetigo	[ìmpətáigou インピタイゴウ]
は	白斑	vitilligo	[vìtəláigou ヴィタライゴウ]
	肌荒れ	chapped skin	[tʃǽpt skín チャプト・スキン]
	発疹	rash	[rǽʃ ラッシュ]
	腫れ(物)	swelling	[swéliŋ スウェリング]
ひ	皮膚がん	skin cancer	[skín kǽnsər スキン・キャンサ]
	皮膚硬結(まめ)	callus	[kǽləs キャラス]
	皮膚病	skin disease	[skín dizì:z スキン·ディズィーズ]

	日焼け	sunburn	[sʌ́nbəːrn サンバーン]
	びらん	erosion	[iróuʒən イロウジャン]
ふ	吹き出物	pimple	[pímpl ピンプル]
	ふけ	dandruff	[dǽndrəf ダンドラフ]
へ	ヘルペス	herpes	[həːrpiːz ハーピーズ]
ほ	ほくろ	mole	[móul モウル]
み	水膨れ	blister	[blístər ブリスタ]
	水疱瘡（みずぼうそう）	chickenpox	[tʃíkənpὰks チキンパックス]
	水虫	athlete's foot	[ǽθliːts fút アスリーツ・フット]
	みみず腫れ	wheal	[hwíːl フウィール]
む	虫さされ	insect bite	[ínsekt bὰit インセクト・バイト]
め	めんちょう	carbuncle on the face	[kάːrbʌŋkl ən ðə féis カーバンクル・アン・ザ・フェイス]
		facial furuncle	[féiʃəl fjúərʌŋkl フェイシャル・フュアランクル]
や	薬疹	drug eruption	[drʌ́g irʌ́pʃən ドラッグ・イラプシャン]
	やけど	burn	[bə́ːrn バーン]
わ	わきが	body odor (B.O.)	[bάdi òudər バディ・オウダ]
		osmidrosis	[ɑzmidróusis アズミドロウスィス]

B 例文

CD-52

■医療従事者側■

1. 皮膚炎のようです。 It seems to be dermatitis.
2. 湿疹はアレルギーの一種です。 Eczema is a sort of allergy.

3.	痒いですか。湿疹のようですね。	Does it itch? It looks like eczema.
4.	痒み止めの処方箋を書いておきます。	I will prescribe something to relieve itching.
5.	昨夜、何か変なものを食べましたか。	Did you eat anything unusual last night?
6.	脂っこいものは控えて下さい。	Your food should be low in fat.
7.	先ずは検査いたしましょう。	We will have to make some tests first.
8.	現在は水虫の特効薬はありません。	There is no really good medicine to cure athlete's foot now.
9.	患部を清潔に乾燥させておくのが最も大切なことです。	The most important thing is to keep the involved area clean and dry.
10.	火傷の症状は軽いから、傷は残らないでしょう。	It is a mild burn, so there might not be any scars.
11.	カミソリ負けしたようですね。	It looks like you've got rough skin by shaving.
12.	この塗り薬はかゆみを和らげてくれます。	This ointment helps relieve itching.
13.	乾癬治療では最初に塗り薬を使います。	Using topical medication is the first step in treating psoriasis.
14.	脂漏性皮膚炎の原因はよく分かっていません。	The causes of seborrheic dermatitis are poorly understood.
15.	これはダニに噛まれた痕だと思います。	These are chigger bites, I think.

■患者側■

CD-53

1. アイロンで右手をやけどしました。	I burned my right hand with an iron.
2. 頭皮がかゆいです。	I have an itchy scalp.
3. 水虫に悩んでいます。	I suffer from athlete's foot.
4. 蕁麻疹が出ました。食べ物アレルギーではないかと思います。	I have hives. It's probably caused by some food I'm allergic to.
5. かゆくて（痛くて）たまりません。何かかゆみ（痛み）止めをください。	The itching (pain) is unbearable. Can you prescribe something to relieve the itching (pain)?

8 耳鼻咽喉科
Otolaryngology

CD-54

A 用 語

あ	唖者であること	dumbness	[dʌ́mnes ダムネス]
		muteness	[mjúːtnes ミュートネス]
	アデノイド	adenoids	[ǽdənɔ̀idz アデノイズ]
	アフタ	aphtha	[ǽfθə アフサ]
		(pl.) aphthae	[ǽfθiː アフシー]
	アフタ性口内炎	aphthous stomatitis	[ǽfθəs stòumətáitis アフサス・ストウマタイティス]
	あぶみ骨	stirrup	[stə́ːrəp スターラプ]
		stapes	[stéipiːz ステイピーズ]
	アレルギー性鼻炎	allergic rhinitis	[ələ́ːrdʒik rainάitis アラージック・ライナイティス]
い	いびき	snore	[snɔ́ːr スノー]
	咽喉痛	sore throat	[sɔ́ːr θróut ソー・スロウト]
	咽頭炎	pharyngitis	[fæ̀rindʒáitis ファリンジャイティス]
	咽頭カタル	pharyngeal catarrh	[fərindʒíːəl kətάːr ファリンジーアル・カター]
	咽頭がん	pharyngeal cancer	[fərindʒíːəl kǽnsər ファリンジーアル・キャンサ]
う	うがい薬	gargle	[gάːrgl ガーグル]
お	おたふく風邪	mumps	[mʌ́mps マンプス]
か	外耳	external ear	[ikstə́ːrnl íər イクスターヌル・イア]

	外耳炎	otitis externa	[outáitis ikstə́:rnə オウタイティス・イクスターナ]
	外耳道	external ear canal	[ikstə́:rnl íər kənǽl イクスターヌル・イア・カナル]
	蝸牛	cochlea	[kákliə カクリア]
	蝸牛神経	cochlear nerve	[kákliər nə́:rv カクリア・ナーヴ]
	顔面神経麻痺	facial palsy [paralysis]	[féiʃəl pɔ́:lzi (pərǽləsis) フェイシャル・ポールズィ（パラライスィス）]
	カンジダ性口内炎	candida stomatitis	[kǽndidə stòumətáitis キャンディダ・ストウマタイティス]
	感染性鼓膜炎	infectious myringitis	[infékʃəs mirindʒáitis インフェクシャス・ミリンジャイティス]
き	きぬた骨	anvil	[ǽnvil アンヴィル]
		incus	[íŋkəs インカス]
く	くしゃみ	sneeze	[sní:z スニーズ]
	口のきけない	dumb	[dʌ́m ダム]
		mute	[mjú:t ミュート]
こ	口蓋垂	uvula	[jú:vjələ ユーヴャラ]
	口蓋垂炎	uvulitis	[jù:vjəláitis ユーヴャライティス]
	口臭	halitosis	[hæ̀lətóusis ハラトウスィス]
		(pl.) halitoses	[hæ̀lətóusi:z ハラトウスィーズ]
	甲状腺腫	goiter	[gɔ́itər ゴイタ]
	喉頭炎	inflammation of the larynx	[infləméiʃən əv ðə lǽriŋks インフラメイシャン・アヴ・ザ・ラリンクス]
		laryngitis	[læ̀rindʒáitis ラリンジャイティス]
	喉頭がん	laryngeal cancer	[ləríndʒiəl kǽnsər ラリンジアル・キャンサ]
	口内炎	stomatitis	[stòumətáitis ストウマタイティス]

	鼓室	tympanic cavity	[timpǽnik kǽvəti ティン**パ**ニック・**キャ**ヴァティ]
	鼓膜	eardrum	[íərdrʌ̀m **イ**アドラム]
	鼓膜炎	tympanic membrane inflammation	[timpǽnik mémbrein ìnfləméiʃən ティン**パ**ニック・**メ**ンブレイン・インフラ**メ**イシャン]
		myringitis	[mirindʒáitis ミリン**ジャ**イティス]
さ	嗄声（させい）	hoarseness	[hɔ́:rsnes **ホー**スネス]
し	耳炎	inflammation of the ear	[ìnfləméiʃən əv ði íər インフラ**メ**イシャン・アヴ・ジ・**イ**ア]
		otitis	[outáitis オウ**タ**イティス]
	耳介	auricle	[ɔ́:rikl **オー**リクル]
	耳下腺炎	parotitis	[pæ̀rətáitis パラ**タ**イティス]
		parotiditis	[pərɑ̀tədáitis パラタ**ダ**イティス]
	耳管	Eustachian tube	[ju:stéiʃən tʃù:b ユース**テ**イシャン・テューブ]
		auditory tube	[ɔ́:dətɔ̀:ri tʃù:b **オー**ダトーリ・テューブ]
	耳小骨	ossicles	[ásiklz **ア**スィクルズ]
	耳痛	earache	[íərèik **イ**アエイク]
	耳道	auditory canal	[ɔ́:dətɔ̀:ri kənǽl **オー**ダトーリ・カ**ナ**ル]
	静脈洞炎	sinusitis	[sàinəsáitis サイナ**サ**イティス]
	耳漏	otorrhea	[òutərí:ə オウタ**リー**ア]
す	睡眠時無呼吸症候群	sleep apnea syndrome	[slí:p ǽpniə síndroum ス**リー**プ・**ア**プニア・**スィ**ンドロウム]
せ	声帯のポリープ	polyp of the vocal cord	[pálip əv ðə vóukəl kɔ́:rd **パ**リプ・アヴ・ザ・**ヴォ**ウカル・**コー**ド]
	咳	cough	[kɔ́:f **コー**フ]

	前庭神経	vestibular nerve	[vestíbjulər nə́:rv ヴェスティビュラ・ナーヴ]
そ	側頭骨	temporal bone	[témpərəl bóun テンパラル・ボウン]
た	痰	phlegm	[flém フレム]
ち	蓄膿症	chronic paranasal sinusitis	[kránik pæ̀rənéizəl sàinəsáitis クラニック・パラネイザル・サイナサイティス]
	中耳	middle ear	[mídl íər ミドル・イア]
	中耳炎	inflammation of the middle ear	[ìnfləméiʃən əv ðə mídl íər インフラメイシャン・アヴ・ザ・ミドル・イア]
		otitis media	[outáitis mí:diə オウタイティス・ミーディア]
	聴覚障がいを持つ	hearing-impaired	[híəriŋimpɛ̀ərd ヒアリング・インペアド]
	聴力喪失	hearing loss	[híəriŋ lɔ́:s ヒアリング・ロース]
つ	槌骨	hammer	[hǽmər ハマ]
		malleus	[mǽliəs マリアス]
と	突発性難聴	sudden deafness	[sʌ́dn défnes サドン・デフネス]
な	内耳	inner ear	[ínər íər イナ・イア]
	内耳炎	otitis interna	[outáitis intə́:rnə オウタイティス・インターナ]
	難聴	difficulty in hearing	[dífikʌlti in híəriŋ ディフィカルティ・イン・ヒアリング]
		impaired hearing	[impɛ́ərd híəriŋ インペアド・ヒアリング]
	難聴である	(be) hard of hearing	[há:rd əv híəriŋ ハード・アヴ・ヒアリング]
の	喉の痛み	sore throat	[sɔ́:r θróut ソア・スロウト]

	乗り物酔い	**motion sickness**	[móuʃən síknis モウシャン・スィックニス]
は	鼻茸（はなたけ）	**nasal polyp**	[néizəl pálip ネイザル・パリプ]
	鼻血	**nasal bleeding**	[néizəl blí:diŋ ネイザル・ブリーディング]
		nosebleed	[nóuzblì:d ノウズブリード]
	鼻づまり	**stuffy nose**	[stʌ́fi nóuz スタフィ・ノウズ]
	鼻水	**runny nose**	[rʌ́ni nóuz ラニ・ノウズ]
	半規管	**semicircular ducts**	[semisə́:rkjulər dʌ́kts セミサーキュラ・ダクツ]
ひ	鼻炎	**inflammation of the nose**	[ìnfləméiʃən əv ðə nóuz インフラメイシャン・アヴ・ザ・ノウズ]
		rhinitis	[raináitis ライナイティス]
	鼻孔（びこう）	**nostril**	[nástrəl ナストラル]
ふ	副鼻腔炎	**sinusitis**	[sàinəsáitis サイナサイティス]
へ	平衡感覚喪失	**loss of balance**	[lɔ́:s əv bǽləns ロース・アヴ・バランス]
	扁桃腺炎	**inflammation of the tonsil**	[infləméiʃən əv ðə tánsil インフラメイシャン・アヴ・ザ・タンスィル]
		tonsillitis	[tànsəláitis タンサライティス]
ほ	補聴器	**hearing aid**	[híəriŋ èid ヒアリング・エイド]
み	味覚障害	**dysgeusia**	[disgjú:ʒə ディスギュージャ]
		taste deficit	[téist défəsit テイスト・デフィスィット]
		taste disorder	[téist disɔ́:rdər テイスト・ディスオーダ]
	耳垢	**earwax**	[íərwæks イアワックス]
	耳が不自由な，耳が聞こえない	**deaf**	[déf デフ]

	耳たぶ	earlobe	[íərlòub イアロウブ]
	耳だれ	running ear	[rʌ́niŋ íər ラニング・イア]
	耳鳴り	buzzing in the ear	[bʌ́ziŋ in ði íər バズィング・イン・ジ・イア]
		humming in the ear	[hʌ́miŋ in ði íər ハミング・イン・ジ・イア]
		ringing in the ear	[ríngiŋ in ði íər リンギング・イン・ジ・イア]
		tinnitus	[tináitəs ティナイタス]
め	メニエル病	Ménière's disease	[meinjέərz dizí:z メイニェアズ・ディズィーズ]
	メニエル症候群	Ménière's syndrome	[meinjέərz síndroum メイニェアズ・スィンドロウム]
	めまい	dizziness	[dízines ディズィネス]
	回転性めまい	vertigo	[və́:rtigòu ヴァーティゴウ]
	めまいがする	(be) dizzy	[dízi ディズィ]
り	流行性耳下腺炎	mumps	[mʌ́mps マンプス]
	リンパ節炎	lymphadenitis	[lìmfædənáitis リンファダナイティス]
		inflammation of a lymph node	[ìnfləméiʃən əv ə límf nòud インフラメイシャン・アヴ・ア・リンフ・ノウド]
ろ	聾(ろう)	deafness	[défnes デフネス]

B 例 文

CD-55

■医療従事者側■

1. 耳が遠いですか。	Are you hard of hearing?
2. 耳だれがでますか。	Do your ears run?
3. 左耳から耳だれがでますか。	Do you have a discharge from your left ear?
4. 補聴器をつけていますか。	Do you wear a hearing aid?
5. 耳感染にかかっています。	You have an ear infection.
6. 点耳薬をあげましょう。	I am going to give you eardrops.
7. 鼻が詰まっていますか。	Do you have a stuffed nose?
8. 鼻が詰まった感じですか。	Does your nose feel clogged?
9. 鼻水がでますか。	Do you have a running nose?
10. 鼻血がでますか。	Do you have nosebleeds?
11. 臭覚に異常がありますか。	Do you have problems smelling?
12. 1日3回消毒薬でうがいをして下さい。	Gargle with the disinfectant three times a day.
13. 鼻声ですね。	You have a nasal twang.
14. よく声がかれますか。	Are you frequently hoarse?
15. 喉がいがらっぽい感じですか。	Does your throat feel raw and dry and scratchy?

■患者側■

CD-56

1. 耳鳴りがします。	I have a ringing in my ears.
2. 左耳が聞き取りにくいです。	I am hard of hearing in my left ear.
3. 喉が痛いです。	I have a sore throat.
4. めまいがします。	I feel dizzy [faint, giddy].
5. 鼻がつまっているので、鼻で息をすることができません。	My nose is stuffy and I can't breathe through my nose.
6. 耳垢を取ってくださいませんか。	Could you remove earwax?

9 産婦人科

Obstetrics and Gynecology

A 用語

CD-57

あ	安産	easy delivery	[íːzi dilívəri イーズィ・ディリヴァリ]
い	遺伝性疾患	hereditary disease	[hərédətèri dizíːz ヒレダテリ・ディズィーズ]
か	外陰炎	inflammation of the vulva	[ìnfləméiʃən əv ðə vʌ́lvə インフラメイシャン・アヴ・ザ・ヴァルヴァ]
	カンジダ症	candidiasis	[kæ̀ndədáiəsis カンダダイアスィス]
	鉗子分娩	forceps delivery	[fɔ́ːrsəps dilívəri フォーセプス・ディリヴァリ]
き	基礎体温	basal body temperature	[béisəl bɑ́di témpərətʃər ベイサル・バディ・テンパラチャ]
け	経口避妊薬	oral contraceptive	[ɔ́ːrəl kɑ̀ntrəséptiv オーラル・コントラセプティヴ]
	月経	period(s)	[píəriəd ピアリアドゥ(ズ)]
	月経異常	irregular period(s)	[irégjulər píəriəd イレギュラ・ピアリアドゥ(ズ)]
	月経困難症	heavy period(s)	[hévi píəriəd ヘヴィ・ピアリアドゥ(ズ)]
	月経周期	cycle	[sáikl サイクル]
	月経障害	menstrual disorder	[ménstruəl disɔ́ːrdər メンストルアル・ディスオーダ]
	月経痛	menstrual pain	[ménstruəl péin メンストルアル・ペイン]

こ	更年期障害	menopausal disorder	[mènəpɔ́:zəl disɔ́:rdər メノ**ポー**ザル・ディス**オー**ダ]
	骨盤	pelvis	[pélvis **ペ**ルヴィス]
さ	逆子	breech baby	[brí:tʃ béibi ブ**リー**チ・**ベ**イビ]
	産院	maternity hospital	[mətə́:rnəti háspitl マ**タ**ニティ・**ハ**スピタル]
	産科医	obstetrician	[àbstətríʃən アブステト**リ**シャン]
	産科病棟	maternity ward	[mətə́:rnəti wɔ́:rd マ**ター**ニティ・**ウォー**ド]
	産褥熱(さんじょくねつ)	puerperal fever	[pju:ə́:rpərəl fí:vər ピュー**アー**パラル・**フィー**ヴァ]
し	子宮	uterus	[jú:tərəs **ユー**タラス]
	子宮外妊娠	ectopic pregnancy	[ektápik prégnənsi エク**タ**ピック・プ**レ**グナンスィ]
	子宮がん	uterine cancer	[jú:təràin kǽnsər **ユー**タライン・**キャ**ンサ]
	子宮筋腫	uterine myoma	[jú:təràin maióumə **ユー**タライン・マイ**オ**ウマ]
	子宮頸部	uterine cervix	[jú:təràin sə:rviks **ユー**タライン・**サー**ヴィックス]
	子宮頸部がん	cervix cancer	[sə́:rviks kǽnsər **サー**ヴィックス・**キャ**ンサ]
	子宮内膜症	endometriosis	[èndoumì:trióusis エンドゥミートリ**オ**ウスィス]
	死産	stillbirth	[stílbə̀:rθ ス**ティ**ルバース]
	自然分娩	natural childbirth	[nǽtʃərəl tʃáildbə̀:rθ **ナ**チュラル・**チャ**イルドバース]
	出産	delivery	[dilívəri ディ**リ**ヴァリ]
	出産前の	prenatal	[prìnéitl プリ**ネ**イタル]

	静脈瘤	varix	[véəriks ヴァリクス]
	助産師	midwife	[mídwaif ミッドワイフ]
	人工栄養で育てる	bottle-feed	[bátl fi:d バトル・フィード]
	母乳で育てる	breast-feed	[brést fí:d ブレスト・フィード]
	人工受精	artificial insemination	[à:rtəfíʃəl insèmənéiʃən アーティフィシャル・インセミネイシャン]
	人工中絶	abortion	[əbɔ́:rʃən アボーシャン]
	新生児	neonate	[ní:əneit ニーアネイト]
	新生児室(病院の)	nursery	[nə́:rsəri ナーサリ]
	陣痛	labor	[léibər レイバ]
	陣痛室	labor room	[léibər rú:m レイバ・ルーム]
	分娩室	delivery room	[dilívəri rú:m ディリヴァリ・ルーム]
せ	性交	intercourse	[íntərkɔ:rs インタコース]
	生理用ナプキン	sanitary napkin	[sǽnətèri nǽpkin サニタリ・ナプキン]
	切迫流産	threatened abortion	[θrétnd əbɔ́:rʃən スレトンド・アボーシャン]
そ	早産	premature birth	[pri:mətʃúər bə́:rθ プリーマチュア・バース]
た	体外受精	in vitro fertilization	[in ví:trou fə̀:rtəlizéiʃən イン・ヴィートロウ・ファーティリゼイシャン]
	体外受精児	test-tube baby	[tést tjú:b béibi テスト・チューブ・ベイビ]
	胎児	fetus (9 週以降)	[fí:təs フィータス]
		embryo (8 週末まで)	[émbriou エンブリオウ]
ち	乳首	nipple	[nípl ニプル]
	乳房	breast	[brést ブレスト]
	腟	vagina	[vədʒáinə ヴァジャイナ]

	膣炎	**inflammation of the vagina**	[infləméiʃən əv ðə vədʒáinə インフラメイシャン・アヴ・ザ・ヴァジャイナ]
つ	つわり	**morning sickness**	[mɔ́:rniŋ síknis モーニング・スィクネス]
て	帝王切開	**Cesarean section**	[sizέəriən sékʃən スィゼリアン・セクシャン]
に	乳がん	**breast cancer**	[brést kǽnsər ブレスト・キャンサ]
	乳腺	**mammary gland**	[mǽməri glǽnd ママリ・グランド]
	妊娠	**pregnancy**	[prégnənsi プレグナンスィ]
	妊娠中絶	**abortion**	[əbɔ́:rʃən アボーシャン]
	妊娠中毒症	**toxemia of pregnancy**	[tɑksí:miə əv prégnənsi トクスィーミア・アヴ・プレグナンスィ]
は	排卵	**ovulation**	[ɑ́vjəlèiʃən オヴュレイシャン]
	排卵誘発剤	**fertility drug**	[fərtíləti drʌ́g ファーティラティ・ドラッグ]
	破水	**rupture of membrane**	[rʌ́ptʃər əv mémbrein ラプチャ・アヴ・メンブレイン]
ひ	ひどい月経痛	**menstrual cramp**	[ménstrəl krǽmp メンストラル・クランプ]
	避妊	**birth control**	[bɔ́:rθ kəntróul バース・カントロウル]
		contraception	[kɑntrəsépʃən コントラセプシャン]
	避妊リング	**IUD (intrauterine device)**	[ái jú: dí: アイ・ユー・ディー (intrəjú:təràin diváis イントラユータライン・ディバイス)]
ふ	不感症	**frigidity**	[fridʒídəti フリジィディティ]
	婦人科医	**gynecologist**	[gàinikɑ́lədʒist ガイニカラジスト]
	不正出血	**irregular bleeding**	[irégjulər blí:diŋ イレギュラ・ブリーディング]

	不妊手術	sterilization	[stèrəlizéiʃən ステラリ**ゼ**イシャン]
	不妊症	infertility	[ìnfərtíləti インファ**ティ**ラティ]
	分泌物	discharge	[dístʃɑːrdʒ **ディ**スチャージ]
へ	閉経期	menopause	[ménəpɔ̀ːz **メ**ナポーズ]
		change of life	[tʃéindʒ əv láif **チェ**インジ・アヴ・**ラ**イフ]
	閉経期ののぼせ 顔面紅潮	hot flash	[hát flǽʃ **ハッ**ト・フ**ラ**シュ]
	へその緒（臍帯（さいたい））	umbilical cord	[ʌmbílikəl kɔ́ːrd アン**ビ**リカル・**コー**ド]
み	未熟児	premature baby	[prìːmətʃúər béibi プリーマ**チュ**ア・**ベ**イビ]
む	無痛分娩	painless delivery	[péinlis dilívəri **ペ**インレス・ディ**リ**ヴァリ]
よ	羊水	amniotic fluid	[æ̀mniátik flúːid アムニ**オ**ティック・フ**ルー**イド]
ら	卵管	fallopian tube	[fəlóupiən tjúːb ファ**ロ**ウピアン・**テュー**ブ]
	卵管妊娠	tubal pregnancy	[tjúːbəl prégnənsi **テュー**バル・プ**レ**グナンスィ]
	卵管破裂	tubal rupture	[tjúːbəl rʌ́ptʃər **テュー**バル・**ラ**プチャ]
	卵巣	ovary	[óuvəri **オ**ウヴァリ]
	卵巣嚢腫（のうしゅ）	ovarian cyst	[ouvéəriən síst オウ**ヴェ**リアン・**スィ**スト]
り	流産	miscarriage	[miskǽridʒ ミス**キャ**リッジ]
	臨月の	full-term	[fúl tə́ːrm **フ**ル・**ター**ム]

B 例文

■医療従事者側■

CD-58

1.	今まで何度妊娠されましたか。	How many times have you been pregnant?
2.	妊娠5週目です。予定日は7月18日あたりです。	You're now five weeks pregnant. Your baby is due around on July 18th.
3.	何か出血があったら、すぐに連絡して下さい。	If you see (have) any bleeding, get in touch with me at once.
4.	体重が増えていないようですね。十分に食べていますか。	It looks as if you're not gaining much weight. Are you eating well?
5.	赤ちゃんを、母乳で育てたいですか。	Do you want to breast-feed your baby?
6.	口からゆっくり息をして下さい。	Breathe slowly through your mouth, please.
7.	男の子(女の子)ですよ。元気な赤ちゃんです。	It's a baby boy (girl). He (She) is healthy.
8.	何か生理の変調に気付かれましたか。	Have you noticed any change(s) in your periods?
9.	これから乳房の自己検診の方法をお教えします。	I'm going to show you how to do a breast self-examination now.

CD-59

■患者側■

1. 今月はまだ生理がありません。	My period hasn't started yet this month.
2. しばらくの間生理がありません。	I haven't had my period for a long time now.
3. 妊娠検査を受けたいのです。	I'd like to have a pregnancy test.
4. いつもむかむかして食欲がありません。	I feel like vomiting all the time and I have no appetite.
5. いつもむかむかします。とくに食べ物があるとだめです。	I feel nauseous all the time, especially when I'm around food.
6. 妊娠しているのでレントゲンは取らないでください。(コンピュータ断層撮影は受けられません。)	I'm pregnant. I shouldn't have any X-rays. (I shouldn't be given a CT scan.)

10 小児科
Pediatrics

A 用語

CD-60

あ	あせも	heat rash	[hí:t ræʃ ヒート・ラッシュ]
	アトピー性皮膚炎	atopic dermatitis	[eitápik də̀:rmətáitis エイタピック・ダーマタイティス]
い	インフルエンザ	influenza	[ìnfluénzə インフルエンザ]
お	おたふく風邪	mumps	[mʌ́mps マンプス]
	おむつかぶれ	diaper rash	[dáiəpər rǽʃ ダイアパ・ラッシュ]
け	経口小児麻痺ワクチン	oral polio vaccine	[ɔ́:rəl póuliòu væksí:n オーラル・ポウリオウ・ヴァクスィーン]
	痙攣（けいれん）	convulsion	[kənvʌ́lʃən カンヴァルシャン]
	言語障害	speech defect	[spí:tʃ difékt スピーチ・ディフェクト]
		speech disorder	[spí:tʃ disɔ́:rdər スピーチ・ディスオーダ]
こ	口蓋裂	cleft palate	[kléft pǽlət クレフト・パラット]
	口唇裂	harelip	[héərlìp ヘアリップ]
し	耳下腺炎	parotitis	[pæ̀rətáitis パラタイティス]
	ジフテリア	diphtheria	[difθíəriə ディフシアリア]
	自閉症	autism	[ɔ́:tizm オーティズム]
	猩紅熱	scarlet fever	[skɑ́:rlit fí:vər スカーリット・フィーヴァ]
	小児科	pediatrics	[pì:diǽtriks ピーディアトリクス]
	小児科医	pediatrician	[pì:diətríʃən ピーディアトリシャン]
	小児麻痺（ポリオ）	polio	[póuliòu ポウリオウ]

	蕁麻疹(じんましん)	**hives**	[háivz ハイヴズ]
す	水痘	**chickenpox**	[tʃíkənpɑks チキンポックス]
	水頭症	**hydrocephalus**	[hàidrəséfələs ハイドロセファラス]
せ	精神遅滞	**mental retardation**	[méntl rìːtɑːrdéiʃən メンタル・リーターデイシャン]
そ	早産児	**premature baby**	[prìːmətʃúər béibi プリーマチュア・ベイビ]
た	ダウン症候群	**Down syndrome**	[dáun síndroum ダウン・スィンドロウム]
	脱水症	**dehydration**	[dìːhaidréiʃən ディーハイドレイシャン]
ち	注意欠陥多動性障害	**ADHD (Attention deficit Hyperactive Disorder)**	[éi díː éitʃ díː エイ・ディー・エイチ・ディー]
つ	ツベルクリン検査	**tuberculin test (TB test)**	[tjubə́ːrkjulin test チュバーキュリン・テスト]
て	低体重児	**low birth weight baby**	[lóu bəːrθ wéit béibi ロウ・バース・ウェイト・ベイビ]
	てんかん	**epilepsy**	[épəlèpsi エピレプスィ]
と	突発性発疹	**exanthema subitum**	[ègzænθíːmə subitʌm イグザンシーマ・スビタム]
	どもり	**stuttering**	[stʌ́təriŋ スタタリング]
に	日本脳炎	**Japanese encephalitis**	[dʒæ̀pəníːz ensèfəláitis ジャパニーズ・エンセファライティス]
	乳幼児突然死症候群	**SIDS (sudden infant death syndrome)**	[sídz シッズ]
ね	熱性痙攣	**heat cramp**	[híːt krǽmp ヒート・クランプ]
の	脳性麻痺	**cerebral palsy**	[səríːbrəl pɔ́ːlzi セリーブラル・ポールズィ]
は	激しい腹痛	**colic**	[kálik コリック]
	はしか	**measles**	[míːzlz ミーズルズ]

	破傷風	tetanus	[tétənəs テタナス]
	発疹チフス	typhus	[táifəs タイファス]
び	ビーシージー	BCG vaccine	[bí: sí: dʒí: væksí:n ビー・シィー・ジー・ヴァクスィーン]
	百日咳	pertussis	[pərtʌ́sis パタスィス]
		whooping cough	[hú:piŋ kɔ́:f フーピング・コーフ]
ふ	風疹	German measles	[dʒə́:rmən mí:zlz ジャーマン・ミーズルズ]
ほ	保育器	incubator	[ínkjubèitər インキュベイタ]
	哺乳びん	baby bottle	[béibi bátl ベイビ・バトル]
め	免疫	immunity	[imjú:nəti イミューニティ]
よ	予防接種	vaccination	[væksənéiʃən ヴァクスィネイシャン]
り	離乳	weaning	[wí:niŋ ウィーニング]
	リウマチ熱	rheumatic fever	[ru:mǽtik fí:vər ルーマティック・フィーヴァ]
や	夜尿症	bed wetting	[béd wétiŋ ベッド・ウェティング]
よ	夜泣き	night cry	[náit krái ナイト・クライ]
わ	ワクチン	vaccine	[væksí:n ヴァクスィーン]

B 例 文

CD-61

■医療従事者側■

1. 注射しますね。少し痛いだけですよ。	I'm going to give you a shot now. It may hurt but only a little bit.
2. お子さんは母乳、それとも粉ミルクで育てられていますか。	Is your baby breast-fed or formula-fed?
3. お子さんは未熟児でしたか。	Was your baby (child) born prematurely?

4. お子さんは何かアレルギーはありますか。	Is your child (baby) allergic to anything?
5. お子さんは薬のアレルギーがありますか。	Is your child (baby) allergic to any medicine?
6. お子さんの熱はどれくらい続いておりますか。	How long has your child (baby) had a fever?
7. お子さんは1日に何度くらい排便しますか。	How often does your child (baby) have bowel movements per day?
8. お子さんはよく目をこすりますか。	Does your child (baby) often rub his (her) eyes?
9. お子さんは夜中に咳をしますか。	Does your child (baby) cough at night?
10. お子さんは以前ひきつけを起こしたことがありますか。	Has your child (baby) had convulsions before?
11. それが起こったとき、お子さんは気を失いましたか。	When it happened, did your child (baby) lose consciousness?

■患者側■

CD-62

1. ミルクをよく飲んでくれません。	He (She) won't drink as much milk as he (she) should.
2. むずかったり機嫌が悪いのです。	He (She) is fussy.
3. 顔に発疹が出て、熱もあります。	He (She) has a rash on his (her) face and also has a fever.
4. 湿疹がひどいのです。	He (She) has a bad case of eczema.
5. もう何日も咳が止まりません。	He (She) has had a cough for a few days now.
6. ひきつけを起こしました。	He (She) had convulsions.

11 外科・整形外科
Surgery / Orthopedics

CD-63

A 用語

あ	あかぎれ	chapped skin	[tʃǽpt skín チャップト・スキン]
	アキレス腱	Achilles tendon	[əkíliːz téndən アキリーズ・テンダン]
	アキレス腱断裂	Achilles tendon rupture	[əkíliːz téndən rʌ́ptʃər アキリーズ・テンダン・ラプチャ]
	悪性腫瘍	malignancy	[məlígnənsi マリグナンスィ]
	圧迫骨折	compressed fracture	[kəmprést frǽktʃər カンプレスト・フラクチャ]
い	胃潰瘍	gastric ulcer	[gǽstrik ʌ́lsər ギャストリック・アルサ]
	胃がん	gastric cancer	[gǽstrik kǽnsər ギャストリック・キャンサ]
		stomach cancer	[stʌ́mək kǽnsər スタマック・キャンサ]
	移植	transplantation	[trænsplæntéiʃən トランスプランテイシャン]
	移植手術	transplant surgery	[trǽnsplænt sə́ːrdʒəri トランスプラント・サージャリ]
う	打ち身	bruise	[brúːz ブルーズ]
	うみ	pus	[pʌ́s パス]
	運動ニューロン疾患	motor neuron disease	[móutər njúərɑn dizíːz モウタ・ニューアラン・ディズィーズ]
え	壊疽(えそ)	gangrene	[gǽngriːn ギャングリーン]

か	ガーゼ	gauze	[gɔ́ːz ゴーズ]
		pad	[pǽd パッド]
	外傷	injury	[índʒəri インジャリ]
		trauma	[tráumə トラウマ]
	外反膝（がいはんしつ）	knock-knee	[nákníː ノックニー]
		genu valgum	[dʒíːnjuː vǽlgəm ジーニュー・ヴァルガム]
	外反母趾	hallux valgus	[hǽləks vǽlgəs ハラクス・ヴァルガス]
	外腹斜筋	obliquus externus	[oubláikwəs ikstə́ːrnəs オウブライクワス・イクスターナス]
		external oblique	[ikstə́ːrnl əblíːk イクスターヌル・アブリーク]
	開放骨折	open fracture	[óupən frǽktʃər オウプン・フラクチャ]
	カイロプラクティック	chiropractic	[kàirəprǽktik カイラプラクティック]
	かさぶた	scab	[skǽb スキャブ]
	かすり傷	scratch	[skrǽtʃ スクラッチ]
		graze	[gréiz グレイズ]
	肩こり	stiff shoulder	[stíf ʃóuldər スティフ・ショウルダ]
		shoulder stiffness	[ʃóuldər stífnəs ショウルダ・スティフネス]
	化膿	suppuration	[sʌ̀pjuréiʃən サピュレイシャン]
	カリエス	caries	[kéəriːz ケアリーズ]
	がん	cancer	[kǽnsər キャンサ]
	肝がん	hepatoma	[hèpətóumə ヘパトウマ]
	ガングリオン	ganglion	[gǽŋgliən ギャングリアン]
	肝硬変	(liver) cirrhosis	[(lívər) siróusis（リヴァ）スィロウスィス]

	(pl.) cirrhoses	[sirόusi:z スィロウスィーズ]
関節炎	arthritis	[ɑ:rθráitis アースライティス]
	inflammation of the joint	[ìnfləméiʃən əv ðə dʒɔ́int インフラメイシャン・アヴ・ザ・ジョイント]
陥没骨折	depressed fracture	[diprést frǽktʃər ディプレスト・フラクチャ]
き 義手	artificial hand	[ɑ:rtəfíʃəl hǽnd アーティフィシャル・ハンド]
義足	artificial leg	[ɑ:rtəfíʃəl lég アーティフィシャル・レッグ]
傷跡	scar	[skɑ́:r スカー]
ぎっくり腰	strained back	[stréind bǽk ストゥレインド・バック]
ギプス	(plaster) cast	[(plǽstər) kǽst (プラスタ) キャスト]
胸郭	rib cage	[ríb kéidʒ リブ・ケイジ]
胸腔	chest cavity	[tʃést kǽvəti チェスト・キャヴァティ]
胸骨	sternum	[stə́:rnəm スターナム]
胸鎖乳突筋	sternocleidomastoid	[stə̀:rnouklàidəmǽstɔid スターノウクライダマストイド]
拒絶反応	rejection	[ridʒékʃən リジェクシャン]
切り傷	cut	[kʌ́t カット]
筋炎	myositis	[màiəsáitəs マイアサイティス]
筋緊張(症)	myotonia	[màiətóuniə マイアトウニア]
筋ジストロフィー	muscular dystrophy	[mʌ́skjulər dístrəfi マスキュラ・ディストラフィ]
筋障害	myopathy	[maiɑ́pəθi マイアパシィ]
筋肉痛	sore muscles	[sɔ́:r mʌ́slz ソア・マスルズ]

		myalgia	[maiǽldʒiə マイアルジア]
く	屈筋	flexors	[fléksərz・フレクサズ]
	くも膜下出血	subarachnoid hemorrhage	[sʌbərǽknɔid hémәridʒ サバラクノイド・ヘマリッジ]
け	脛骨（けいこつ）	tibia	[tíbiə ティビア]
	形成外科	plastic surgery	[plǽstik sә́:rdʒəri プラスティック・サージャリ]
	痙攣	spasms	[spǽzmz スパズムズ]
	ケロイド	keloid	[kí:lɔ̀id キーロイド]
	腱炎	tendinitis / tendonitis	[tèndənáitis テンダナイティス]
	腱鞘炎	tendovaginitis	[tèndouvadʒináitis テンドウヴァジナイティス]
		tenosynovitis	[tènəsinəváitis テナスィナヴァイティス]
	腱膜瘤	bunion	[bʌ́njən バニァン]
こ	好酸球性筋膜炎	eosinophilic fasciitis	[ì:əsìnəfílik fæʃiáitis イーアシナフィリック・ファシアイティス]
	甲状腺炎	thyroiditis	[θàiərɔidáitis サイアロイダイティス]
	甲状腺腫	goiter	[gɔ́itər ゴイタ]
		struma	[strú:mə ストゥルーマ]
	広背筋	latissimus dorsi	[lətísəməs dɔ́:rsai ラティサマス・ドーサイ]
	五十肩	frozen shoulder	[fróuzn ʃóuldər フロウズン・ショウルダ]
	骨炎	osteitis	[àstiáitis アスティアイティス]
	骨腫	osteoma	[àstióumə アスティオウマ]
	骨髄	bone marrow	[bóun mǽrou ボウン・マロウ]

	骨髄移植	bone marrow transplant	[bóun mǽrou trǽnsplæ̀nt ボウン・マロウ・トランスプラント]
	骨髄炎	osteomyelitis	[àstioumaiəláitis アスティオウマイアライティス]
	骨折	broken bone	[bróukən bóun ブロウクン・ボウン]
		fracture	[frǽktʃər フラクチャ]
	こつ そ しょうしょう 骨粗鬆症	osteoporosis	[àstioupəróusis アスティオウパロウスィス]
	骨盤	pelvis	[pélvis ペルヴィス]
	こぶ	bump	[bʌ́mp バンプ]
		lump	[lʌ́mp ランプ]
	こむらがえり	cramp in one's leg	[krǽmp in wʌ́nz lég クランプ・イン・ワンズ・レッグ]
さ	さかむけ	hangnail	[hǽŋnèil ハングネイル]
	鎖骨	clavicle	[klǽvikl クラヴィクル]
	坐骨神経痛	sciatic neuralgia	[saiǽtik njuərǽldʒə サイアティック・ニュアラルジャ]
	刺し傷	stab wound	[stǽb wú:nd スタブ・ウーンド]
	挫傷	contusion	[kəntjú:ʒən カンテュージャン]
	三角筋	deltoid	[déltɔ̀id デルトイド]
し	子宮がん	uterine cancer	[jú:tərin kǽnsər ユータリン・キャンサ]
	しつがい 膝蓋骨(膝頭)	patella	[pətélə パテラ]
	四頭筋	quadriceps	[kwádrəsèps クアドラセプス]
	しもやけ	chilblains	[tʃílblèinz チルブレインズ]
	尺骨	ulna	[ʌ́lnə アルナ]
	手根管症候群	carpal tunnel syndrome	[ká:rpəl tʌ́nl síndroum カーパル・タヌル・スィンドロウム]

	出血	bleeding	[blíːdiŋ ブリーディング]
		hemorrhage	[hémәridʒ ヘマリッジ]
	腫瘍	tumor	[tjúːmәr テューマ]
	上腕骨	humerus	[hjúːmәrәs ヒューマラス]
	上腕三頭筋	triceps brachii	[tráiseps bréikiai トライセプス・ブレイキアイ]
	上腕二頭筋	biceps brachii	[báiseps bréikiai バイセプス・ブレイキアイ]
	褥瘡（じょくそう）	bedsore	[bédsɔ̀ːr ベッドソー]
	伸筋	extensors	[iksténsәrz イクステンサズ]
	靭帯	ligament	[lígәmәnt リガマント]
	靭帯炎	desmitis	[dezmáitis デズマイティス]
す	水疱	blister	[blístәr ブリスタ]
	髄膜炎	meningitis	[mènindʒáitis メニンジャイティス]
	頭蓋骨折	skull fracture	[skʌ́l frǽktʃәr スカル・フラクチャ]
	頭蓋内出血	intracranial hemorrhage	[intrәkréiniәl hémәridʒ イントラクレイニアル・ヘマリッジ]
	すり傷	abrasion	[әbréiʒәn アブレイジャン]
せ	脊柱	backbone	[bǽkbòun バックボウン]
	脊柱管狭窄（きょうさく）症	spinal canal stenosis	[spáinl kәnǽl stinóusis スパイナル・カナル・スティノウスィス]
	脊柱後湾症	hunchback	[hʌ́ntʃbæ̀k ハンチバック]
		kyphosis	[kaifóusis カイフォウスィス]
	脊柱前湾症	lordosis	[lɔːrdóusis ロードウスィス]
	脊椎	spine	[spáin スパイン]
	脊椎炎	spondylitis	[spɑ̀ndәláitis スパンディライティス]

	脊椎症	spondylosis	[spɑ̀ndəlóusis スパンディロウスィス]
	脊椎湾曲	curvature of the spine	[kə́ːrvətʃər əv ðə spáin カーヴァチャ・アヴ・ザ・スパイン]
	穿孔創（せんこうそう）	puncture wound	[pʌ́ŋktʃər wúːnd パンクチャ・ウーンド]
		perforating wound	[pə́ːrfəreitiŋ wúːnd パーファレイティング・ウーンド]
	仙骨	sacrum	[sǽkrəm サクラム]
そ	創傷（そうしょう）	wound	[wúːnd ウーンド]
	僧帽筋	trapezius	[trəpíːziəs トラピーズィアス]
	側彎症	lateral curvature	[lǽtərəl kə́ːrvətʃər ラタラル・カーヴァチャ]
た	大胸筋	pectoralis major	[pektrərǽlis méidʒər ペクトララリス・メイジャ]
	大腿骨	femur	[fíːmər フィーマ]
	大腿直筋	rectus femoris	[réktəs fémərəs レクタス・フェモリス]
	大腿二頭筋	biceps femoris	[báiseps fémərəs バイセプス・フェモリス]
	大腿ヘルニア	femoral hernia	[fémərəl hə́ːrnə フェマラル・ハーニア]
	大殿筋	gluteus maximus	[glúːtiəs mǽksəməs グルーティアス・マクサマス]
	脱臼	dislocation	[dìsloukéiʃən ディスロウケイシャン]
		luxation	[lʌ̀kséiʃən ラクセイシャン]
	多発骨折	multi-fracture	[mʌltifrǽktʃər マルティフラクチャ]

	打撲傷	bruise	[brú:z ブルーズ]
	単純骨折	simple fracture	[símpl frǽktʃər スィンプル・フラクチャ]
ち	注射	injection	[indʒékʃən インジェクシャン]
	虫垂炎	appendicitis	[əpèndəsáitis アペンディサイティス]
	長内転筋	adductor longus	[ədʌ́ktər lɑ́ŋgəs アダクタ・ランガス]
つ	椎間板ヘルニア	slipped disk	[slípt dísk スリップト・ディスク]
		herniated disk	[hə́:rnièitid dísk ハーニエイティド・ディスク]
	椎骨	vertebra	[və́:rtəbrə ヴァータブラ]
		(pl.) vertebrae	[və́:rtəbri: ヴァータブリー]
	痛風	gout	[gáut ガウト]
		podagra	[poudǽgrə ポウダグラ]
	突き指	sprained finger	[spréind fíŋgər スプレインド・フィンガ]
て	テニス肘	tennis elbow	[ténis élbou テニス・エルボウ]
と	橈骨（とうこつ）	radius	[réidiəs レイディアス]
	凍傷	frostbite	[frɔ́stbàit フロストバイト]
	凍瘡	chilblains	[tʃílblèinz チルブレインズ]
	床ずれ	bedsore	[bédsɔ̀:r ベッドソー]
な	内出血	internal bleeding	[intə́:rnl blí:diŋ インターヌル・ブリーディング]
	内反膝（ないはんしつ）	bowleg	[bóulèg ボウレッグ]
		genu varum	[dʒí:nju: véərəm ジーニュー・ヴェァラム]
	内反小趾	bunionette	[bʌ̀njənét バニャネット]
	内反足	clubfoot	[klʌ́bfùt クラブフット]

		pes varus	[pí:z véərəs ピーズ・ヴェアラス]
	軟骨	cartilage	[ká:rtəlidʒ カータリジ]
に	肉芽腫(にくげしゅ)	granuloma	[grӕnjulóumə グラニュロウマ]
	肉腫	sarcoma	[sɑ:rkóumə サーコウマ]
	肉離れ	torn muscle	[tɔ́:rn mʌ́sl トーン・マスル]
	二頭筋	biceps	[báiseps バイセプス]
ね	熱傷	scald	[skɔ́:ld スコールド]
	捻挫	sprain	[spréin スプレイン]
の	脳血栓	cerebral thrombosis	[sérəbrəl θrɑmbóusis セラブラル・スランボウスィス]
	脳梗塞	cerebral infarction	[sérəbrəl infá:rkʃən セラブラル・インファークシャン]
	脳挫傷	brain [cerebral] contusion	[bréin [sərí:brəl] kəntjú:ʒən ブレイン [サリーブラル]・カントゥージャン]
	脳出血(脳溢血)	cerebral hemorrhage	[sérəbrəl hémərid ʒ セラブラル・ヘマリッジ]
	脳腫瘍	brain [cerebral] tumor	[bréin [sərí:brəl] tjú:mər ブレイン [サリーブラル]・テューマ]
	脳震盪	brain [cerebral] concussion	[bréin [sərí:brəl] kənkʌ́ʃən ブレイン [サリーブラル]・カンカシャン]
	脳卒中	apoplexy	[ǽpəplèksi アパプレクスィ]
		stroke	[stróuk ストロウク]
	脳膜炎	cerebral meningitis	[sérəbrəl menindʒáitis セラブラル・メニンジャイティス]
	膿瘍	abscess	[ǽbses アブセス]
は	背部痛	backache	[bǽkèik バッケイク]
	半月板損傷	meniscal injury	[minískəl índʒəri ミニスカル・インジャリ]

		meniscus injury	[mɪnískəs índʒəri ミニスカス・インジャリ]
	半膜様筋	**semimembranosus**	[sèmimembrənóusəs セミメンブラノウサス]
ひ	腓骨（ひこつ）	**fibula**	[fíbjulə フィブラ]
	引っ掻き傷	**scratch**	[skrǽtʃ スクラッチ]
	腓腹筋	**gastrocnemius**	[gæ̀strɑkníːmiəs ガストラクニーミアス]
	ひらめ筋	**soleus**	[sóuliəs ソウリアス]
ふ	複雑骨折	**complicated fracture**	[kámpləkeitid frǽktʃər カンプリケイティド・フラクチャ]
	腹直筋	**rectus abdominis**	[réktəs æbdámənəs レクタス・アブダマナス]
	フレイルチェスト	**flail chest**	[fléil tʃést フレイル・チェスト]
	プロテーゼ	**prosthesis**	[prɑsθíːsis プラスシースィス]
へ	閉鎖骨折	**closed fracture**	[klóuzd frǽktʃər クロウズド・フラクチャ]
	変形性関節炎	**osteoarthritis**	[ɑ̀stiouɑːrθráitis アスティオウアースライティス]
		degenerative joint disease	[didʒénərətiv dʒɔ́int dizíːz ディジェナラティヴ・ジョイント・ディズィーズ]
	変性脊椎すべり症	**degenerative spondylolisthesis**	[didʒénərətiv spɑndəloulisθíːsis ディジェナラティヴ・スパンディロウリスシースィス]
	偏平足	**flatfoot**	[flǽtfùt フラットフット]
		pes planus	[píːz pléinəs ピーズ・プレイナス]
		splayfoot	[spléifùt スプレイフット]
		talipes planus	[tǽləpiːz pléinəs タラピーズ・プレイナス]

ほ	縫工筋	**sartorius**	[sɑːrtɔ́ːriəs サートーリアス]
ま	巻き爪	**ingrown nail**	[íngroun néil イングロウン・ネイル]
	麻酔	**anesthesia**	[æ̀nəsθíːʒə アナスシージャ]
	松葉杖	**crutches**	[krʌ́tʃiz クラチズ]
み	みみず腫れ	**welt**	[wélt ウェルト]
む	虫さされ	**insect bite**	[ínsekt báit インセクト・バイト]
	むちうち症	**whiplash injury**	[wíplæʃ índʒəri ウィプラッシュ・インジャリ]
や	やけど	**burn**	[bə́ːrn バーン]
よ	腰椎すべり症	**lumbar spondylolisthesis**	[lʌ́mbər spɑndəloulisθíːsis ランバ・スパンディロウリスシースィス]
	腰痛	**backache**	[bǽkeik バッケイク]
		lumbago	[lʌ̀mbéigou ランベイゴウ]
り	リウマチ	**rheumatism**	[rúːmətìzm ルーマティズム]
れ	裂傷（れっしょう）	**laceration**	[læ̀səréiʃən ラサレイシャン]
ろ	ロコモティブシンドローム	**locomotive syndrome**	[loukəmóutiv síndroum ロウカモウティヴ・スィンドロウム]
	肋間筋	**intercostal (muscle)**	[ìntəːrkɑ́stl (mʌ́sl) インターカストゥル（マスル）]
	肋間神経痛	**intercostal neuralgia**	[intəːrkɑ́stl njuərǽldʒə インターカストゥル・ニュ(ァ)ラルジャ]

B 例文

CD-64

■医療従事者側■

1. 痛くなったらこの薬を飲んで下さい。
Take this medicine when you have pain.

2. 前腕を骨折しているようですね。
You seem to have a fracture in your forearm.

3.	脚にギプスをはめる必要があります。	You need to put a cast on your leg.
4.	この殺菌剤で傷を消毒して下さい。	Sterilize the wound with this disinfectant.
5.	傷口を縫い合わせます。	We will stitch the wound.
6.	怪我をした箇所にこの塗り薬を毎日つけて下さい。	Apply this ointment on the injured area every day.
7.	手術が必要です。	You need an operation.
8.	捻挫した足首をできるだけ持ち上げたままにしておいて下さい。	You should keep your sprained ankle elevated as much as possible.
9.	両脚を曲げてください。私が触っているのが分かりますか。	Bend your legs. Can you feel my touching them?
10.	捻挫した足首を1日に数回、15分から20分間冷やしなさい。	Ice your sprained ankle several times a day for 15 to 20 minutes.
11.	抜糸した後、傷跡が残るかもしれません。	When the stitches are taken out, you may have a scar.
12.	はれがありますか。	Do you have any swelling?
13.	右腕にひびが入ったようです。	You seem to have a crack in your right arm.
14.	包帯をはずさないで下さい。	Don't remove your dressing.
15.	指に副木を当てる必要があります。	Your finger needs to be put in a splint.
16.	内出血しているようです。	I'm afraid you're bleeding internally.
17.	脚のレントゲンを何枚か撮りに行ってもらいましょう。	I'll send you for some X-rays of your leg.

■患者側■

CD-65

1.	手の小指を骨折したらしいのですが。	I think I've broken my little finger.
2.	バスケットボールをしていて足首を挫いてしまいました。	I twisted my ankle playing basketball.
3.	はしごから落ちて、肋骨が二本折れました。	I fell from a ladder and broke two of my ribs.
4.	関節に硬くこわばったところがあります。	There is some stiffness in my joints.
5.	手がしびれて痛いです。	My hands are numb and painful.
6.	膝を擦りむきました。	I scraped [skinned] my knee.
7.	足の親指の付け根のふくらみが痛いです。	The ball of my foot aches.
8.	料理をしていて親指を切ってしまいました。	I cut my thumb while cooking.
9.	左肩を脱臼したようなのですが。	I seem to have dislocated my left shoulder.
10.	指関節にむくみがあります。	I have swollen knuckles. / My knuckles are swollen.
11.	バレーボールをしていたとき、手首を捻挫しました。	When I played volleyball, I sprained my wrist.
12.	テニスをすると肘が痛いです。	When I play tennis, I get a pain in my elbow.
13.	関節の痛みは朝の方が痛くなります。	The pain in the joints gets worse in the mornings.

12 歯科

Dentistry

A 用 語

CD-66

あ	アフタ性口内炎	aphthous stomatitis	[ǽfθəs stòumətáitis アフサス・ストウマタイティス]
い	入れ歯	dentures	[déntʃərz デンチャズ]
		false teeth	[fɔ́:ls tí:θ フォールス・ティース]
う	齲蝕（うしょく）	dental caries	[déntl kɛ́əri:z デントゥル・ケアリーズ]
え	エナメル質	enamel	[inǽməl イナメル]
か	鵞口瘡（がこうそう）	thrush	[θrʌ́ʃ スラッシュ]
	下唇（かしん）	lower lip	[lóuər líp ロウア・リップ]
	下唇小帯	inferior labial frenulum	[infíəriər léibiəl frénjuləm インフィアリア・レイビアル・フレニュラム]
	感染根幹	infected root canal	[inféktid rù:t kənǽl インフェクティド・ルート・カナル]
き	臼歯	molar	[móulər モウラ]
く	くさび状欠損	wedge shaped defect	[wédʒ ʃèipt dì:fekt ウェジ・シェイプト・ディーフェクト]
け	犬歯	canine	[kéinain ケイナイン]
こ	口蓋咽頭弓	palatopharyngeal arch	[pæ̀lətəfəríndʒiəl á:rtʃ パラタファリンジアル・アーチ]
	口蓋舌弓	palatoglossal arch	[pæ̀lətəglásəl á:rtʃ パラタグラッサル・アーチ]
	口蓋垂	uvula	[jú:vjulər ユーヴァラ]

	口蓋縫線	palatine raphe	[pǽlətàin réifi パラタイン・レイフィ]
	口角びらん	angular cheilitis	[ǽŋgjulər kailáitis アンギュラ・カイライティス]
	硬口蓋	hard palate	[há:rd pǽlət ハード・パラット]
	咬合性外傷	occlusal trauma	[əklú:zəl tráumə アクルーザル・トラウマ]
	交叉咬合	cross bite	[krɔ́:s bàit クロース・バイト]
	口臭	bad breath	[bǽd bréθ バッド・ブレス]
		halitosis	[hælətóusis ハリトウスィス]
	口内炎	canker sore	[kǽŋkər sɔ̀:r キャンカ・ソーア]
		inflammation of the mouth	[ìnfləméiʃən əv ðə máuθ インフラメイシャン・アヴ・ザ・マウス]
		stomatitis	[stòumətáitis ストウマタイティス]
	根管	root canal	[rú:t kənǽl ルート・カナル]
	根尖周囲膿瘍（こんせんしゅういのうよう）	periapical abscess	[pèriéipikəl ǽbses ペリエイピカル・アブセス]
さ	差し歯（継続歯）	pivot tooth	[pívət tù:θ ピヴァット・トゥース]
	（歯冠継続歯）	post crown	[póust kráun ポウスト・クラウン]
し	歯冠	crown	[kráun クラウン]
	歯冠周囲炎	pericoronitis	[pèrikərounáitis ペリカロゥナイティス]
	歯冠破折（しかんはせつ）	crown fracture	[kráun frǽktʃər クラウン・フラクチャ]
	歯頸	neck	[nék ネック]
	歯垢（しこう）	plaque	[plǽk プラク]
	歯根	root	[rú:t ルート]
	歯根膜	periodontal ligament	[pèriədántl lígəmənt ペリアダントゥル・リガマント]

歯性上顎洞炎（しせいじょうがくどうえん） **odontogenic maxillary sinusitis** [oudɑ̀ntədʒénik mǽksìləri sàinəsáitis オゥダンタジェニック・マクスィラリ・サイナサイティス]

歯周炎 **periodontitis** [pèrioudɑntáitis ペリオゥダンタイティス]

歯周症 **periodontosis** [pèrioudɑntóusis ペリオゥダントウスィス]

歯髄炎 **pulpitis** [pʌlpáitis パルパイティス]

歯髄腔 **pulp cavity** [pʌ́lp kǽvəti パルプ・キャヴィティ]

歯石 **tartar** [tɑ́:rtər ターター]

歯槽膿漏 **pyorrhea** [pàiərí:ə パイアリーア]

舌 **tongue** [tʌ́ŋ タング]

歯痛 **toothache** [tú:θèik トゥーセイク]

歯肉 **gingiva** [dʒindʒáivə ジンジャイヴァ]

gum [gʌ́m ガム]

歯肉炎 **gingivitis** [dʒìndʒəváitis ジンジャヴァイティス]

gum infection [gʌ́m infèkʃən ガム・インフェクシャン]

歯肉膿瘍 **gumboil** [gʌ́mbɔil ガムボイル]

小臼歯 **premolar** [prì:móulər プリーモウラ]

上唇（じょうしん） **upper lip** [ʌ́pər líp アパ・リップ]

上唇小帯 **superior labial frenulum** [səpíəriər léibiəl frénjuləm サピアリア・レイビアル・フレニュラム]

褥瘡性潰瘍（じょくそうせいかいよう） **decubitus ulcer** [dikjú:bitəs ʌ́lsər ディキュービタス・アルサ]

歯列矯正 **orthodontics** [ɔ̀:rθədɑ́ntiks オーサダンティックス]

		straightening of the teeth	[stréitniŋ əv ðə tí:θ ストレイトニング・アヴ・ザ・ティース]
	歯列不正	malalignment	[mæləláinmənt マラライメント]
せ	舌炎	glossitis	[glɑsáitis グラサイティス]
	舌下小丘	sublingual papilla	[sʌblíŋgwəl pəpílə サブリングァル・パピラ]
	切歯（せっし）	incisor	[insáizər インサイザ]
	舌小帯（ぜつしょうたい）	lingual frenulum	[líŋgwəl frénjuləm リングァル・フレニュラム]
	舌苔（ぜったい）	coated tongue	[kóutid tʌ́ŋ コウティッド・タング]
		furry tongue	[fə́:ri tʌ́ŋ ファーリ・タング]
	セメント質	cementum	[siméntəm スィメンタム]
	前庭	vestibule	[véstəbjù:l ヴェスティビュール]
	先天性欠損歯	congenital anodontia	[kəndʒénətl ænədɑ́nʃiə カンジェニトゥル・アナダンシア]
そ	象牙質	dentin	[déntin デンティン]
	側切歯（そくせっし）	lateral incisor	[lǽtərəl insáizər ラテラル・インサイザ]
た	脱臼歯	avulsed tooth	[əvʌ́lst tù:θ アヴァルスト・トゥース]
ち	知覚過敏	sensitive tooth	[sénsətiv tù:θ センスィティヴ・トゥース]
		hypersensitivity	[hàipərsènsətívəti ハイパァセンスィティヴィティ]
	知歯周囲炎	pericoronitis of the wisdom tooth	[pèrikərounáitis əv ðə wízdəm tù:θ ペリカロゥナイティス・アヴ・ザ・ウィズダム・トゥース]
	中咽頭	oropharynx	[ɔ̀:roufǽriŋks オーロゥファリンクス]

	中切歯（ちゅうせっし）	central incisor	[séntrəl insáizər セントラル・インサイザ]
と	突出歯	protruding tooth	[proutrúːdiŋ tùːθ プロゥトルーディング・トゥース]
な	軟口蓋	soft palate	[sɔ́ːft pǽlət ソーフト・パラット]
は	歯ぎしり	gnashing	[nǽʃiŋ ナッシング]
		bruxism	[brʌ́ksizm ブラクスィズム]
	抜歯	tooth extraction	[tùːθ ikstrǽkʃən トゥース・イクストラクシャン]
	反対咬合	reversed occlusion	[rivə́ːrst əklúːʒən リヴァースト・アクルージャン]
ふ	不正咬合（ふせいこうごう）	bad bite	[bǽd báit バッド・バイト]
		malocclusion	[mæ̀ləklúːʒən マラクルージャン]
へ	扁桃	tonsil	[tɑ́nsil タンスィル]
ま	埋伏歯（まいふくし）	impacted tooth	[impǽktid tùːθ インパクティド・トゥース]
む	虫歯	cavity	[kǽvəti キャヴィティ]
		decayed tooth	[dikéid tùːθ ディケイド・トゥース]
		dental caries	[déntl kéəriːz デンタル・ケアリーズ]

B 例 文

CD-67

■医療従事者側■

1. 口を開いて下さい。 — Open your mouth, please.
2. どの歯が痛みますか。この上の前歯（下の奥歯）ですか。 — Which tooth aches? This upper front (lower back) one?
3. ここに虫歯がありますね。 — You have a cavity here.
4. 歯の状態がひどいですね。 — Your teeth are in bad shape.

5.	噛んでみて下さい。	Bite down.
6.	歯ぎしりしてみて下さい。	Grind your teeth together, please.
7.	冷たいものをとると痛みますか。	Does it hurt you when you eat or drink cold things?
8.	歯石がたまっています。	You have a lot of tartar.
9.	食べ物がかみにくいですか。	Do you have difficulty chewing?
10.	この歯は抜かなければなりませんね。	This tooth must be removed.
11.	もし歯が痛んだら、痛み止めを１錠飲んで下さい。	If it hurts, take one tablet of this painkiller.
12.	歯茎からよく血が出ますか。	Do your gums bleed frequently?
13.	歯肉炎ですね。	You have gingivitis.
14.	フッ素を塗りましょう。	I'll give you a fluoride treatment.
15.	噛むと痛みますか。	Does it hurt when you bite down?
16.	痛いときには知らせてください。	Please make a sign when it hurts.
17.	口をすすいで下さい。	Rinse your mouth now.
18.	歯を抜いたので、３日分の抗生物質を出します。１日３回２カプセルずつお飲み下さい。	Since you had a tooth removed, we will give you antibiotics for three days. Take two capsules three times a day.
19.	歯の間の歯垢を落とすために、デンタルフロスを使って下さい。	Use dental floss to remove plaque between the teeth.
20.	最終的な歯冠を作るためにインプラントと周囲の歯の印象をとります。	I will take an impression of your implant and surrounding teeth so as to fabricate the permanent crown.

■患者側■

CD-68

1.	歯が痛みます。	I have a toothache.
2.	右下の奥の歯が痛みます	My lower right back tooth hurts.
3.	この歯は冷たいものにしみます。	This tooth is sensitive to cold.
4.	左上の奥の歯が噛むと痛みます。	My upper left back tooth hurts to chewing.
5.	虫歯の周りの歯茎が腫れてしまいました。	My gums have swollen around the decayed tooth.
6.	前歯がぐらぐらしています。	My front teeth are loose.
7.	詰め物(冠)が取れてしまいました。	My filling (crown) has come off.
8.	歯石を取ってもらいたいのですが。	I'd like to have my teeth cleaned.
9.	歯列矯正をしてもらいたいのですが。	I'd like to have my teeth straightened.
10.	その歯は抜く必要がありますか。	Do I need to have the tooth extracted?

13 その他の病気
Other Diseases

A 用語

CD-69

あ	アトピー	atopy	[ǽtəpi アタピ]
	アレルギー性疾患	allergic disease	[ələ́:rdʒik dizí:z アラージック・ディズィーズ]
い	一酸化炭素中毒	carbon monoxide poisoning	[kɑ́:rbən mɑnɑ́ksaid pɔ́izəniŋ カーボン・マナクサイド・ポイズニング]
	遺伝性疾患	inherited disease	[inhéritid dizí:z インヘリティド・ディズィーズ]
	院内感染	hospital-acquired infection	[hɑ́spitl əkwáiərd infékʃən ハスピタル・アクワイアド・インフェクシャン]
		nosocomial infection	[nɑsəkóumiəl infékʃən ナサコウミアル・インフェクシャン]
え	エイズ(後天性免疫不全症候群)	AIDS (Acquired Immune Deficiency Syndrome)	[éidz (əkwáiərd imjú:n difíʃənsi sìndroum) エイズ（アクワイアド・イミューン・ディフィシャンスィ・スインドロウム)]
	栄養失調	malnutrition	[mæ̀lnjuːtíʃən マルニュートリシャン]
	疫病	plague	[pléig プレイグ]
	エボラ出血熱	Ebola hemorrhagic fever	[ibóulə hèmərǽdʒik fí:vər イボゥラ・ヘマラジック・フィーヴァ]
か	合併症	complication	[kɑ̀mpləkéiʃən カンプリケイシャン]
	花粉症	pollen allergy	[pɑ́lən ǽlərdʒi パラン・アラジ]

	環境ホルモン症	environmental hormone syndrome	[invàiərənméntl hɔ́:rmoun síndroum インヴァイアランメンタル・ホーモウン・スィンドロウム]
	がん腫	carcinoma	[kà:rsənóumə カーサノウマ]
	感染症	infectious disease	[infékʃəs dizí:z インフェクシャス・ディズィーズ]
く	くる病	rachitis	[rəkáitis ラカイティス]
		rickets	[ríkits リキッツ]
こ	後遺症	aftereffect	[ǽftərifèkt アフタイフェクト]
		sequela	[sikwí:lə スィクウィーラ]
	公害病	pollution-related disease	[pəlú:ʃən riléitid dizí:z ポリューシャン・リレイティド・ディズィーズ]
	膠原病	collagen disease	[kálədʒən dizí:z カラジャン・ディズィーズ]
	高山病	mountain sickness	[máuntən sìknis マウンテン・スィックニス]
	甲状腺病	thyroid disease	[θáiərɔid dizí:z サイアロイド・ディズィーズ]
	コロナウィルス	coronavirus	[kəròunəváiərəs コロウナヴァイアラス]
さ	SARS(重症急性呼吸器症候群)	SARS (severe acute respiratory syndrome)	[sá:rz サーズ]
し	ジカ熱	zika fever	[zí:kə fí:vər ジーカ・フィーヴァ]
	職業病	occupational disease	[àkjupéiʃənl dizí:z アキュペイシャヌル・ディズィーズ]
	食中毒	food poisoning	[fú:d pɔ̀izəniŋ フード・ポイズニング]
す	水銀中毒	mercury poisoning	[mə́:rkjuri pɔ̀izəniŋ マーキュリ・ポイズニング]

せ	生活習慣病	**lifestyle-related disease**	[láifstàil riléitid dizí:z ライフスタイル・リレイティド・ディズィーズ]
た	炭疽菌	**Bacillus anthracis**	[bəsíləs ǽnθræsis バシィラス・アンスラスィス]
	炭疽病	**anthrax**	[ǽnθræks アンスラクス]
て	手足口病	**HFMD (hand, foot, and mouth disease)**	[éitʃ éf ém dí: エイチ・エフ・エム・ディー]
	デング熱	**dengue fever**	[déŋgi fí:vər デンギ・フィーヴァ]
	伝染病	**communicable disease**	[kəmjú:nikəbl dizí:z コミューニカブル・ディズィーズ]
		epidemic	[èpədémik エピデミック]
と	糖尿病	**diabetes**	[dàiəbí:tis ダイアビィーティス]
に	ニコチン中毒	**nicotinism**	[nìkətí:nizm ニカティーニズム]
	日射病	**sunstroke**	[sʌ́nstròuk サンストロウク]
ね	熱射病	**sunstroke**	[sʌ́nstròuk サンストロウク]
	熱中症	**heatstroke**	[hí:tstòuk ヒートストロウク]
	眠り病	**sleeping sickness**	[slí:piŋ sìknis スリーピング・スィックニス]
は	敗血症	**sepsis**	[sépsis セプスィス]
	破傷風	**lockjaw**	[lákdʒɔ̀: ラックジョー]
		tetanus	[tétənəs テタナス]
	バセドウ病	**Basedow's disease**	[bá:zədouz dizí:z バーザドウズ・ディズィーズ]
	ハンセン病／らい病	**Hansen's disease / leprosy**	[hǽnsənz dizí:z ハンセンズ・ディズィーズ / léprəsi レプラスィ]
ひ	肥満	**obesity**	[oubí:səti オウビーサティ]
	日焼け	**sunburn**	[sʌ́nbə̀:rn サンバーン]
ふ	風土病	**endemic disease**	[endémik dizí:z エンデミック・ディズィーズ]

ほ 放射線被曝 **radiation exposure** ［rèidiéiʃən ikspóuʒər レイディエイシャン・イクスポウジャ］

ま MERS（中東呼吸器症候群） **MERS (Middle East Respiratory Syndrome)** ［mə́ːrz マーズ］

マラリア **malaria** ［məlέəriə マレアリア］

慢性疲労症候群 **chronic fatigue syndrome** ［kránik fətíːg síndroum クラニック・ファティーグ・スィンドロウム］

も 燃え尽き症候群 **burn-out syndrome** ［bə́ːrnàut síndroum バーンアウト・スィンドロウム］

B 例 文

CD-70

1. らい病患者は世間から隔離されたものだ。	The patients suffering from leprosy used to be isolated from the world.
2. 肥満は生活習慣病のひとつである。	Obesity is a lifestyle-related disease.
3. 過度に日焼けすると皮膚がんになる。	Excessive sunburn will lead to skin cancer.
4. ニコチン中毒という悪い習慣を克服するのは容易ではない。	It is not so easy to get over the bad habit of nicotinism.
5. 姪の一人が重い糖尿病で入院せざるをえなかった。	One of my nieces had to be hospitalized due to her serious diabetes.
6. 彼はその交通事故の後遺症で今も苦しんでいる。	He still suffers from the aftereffect of the car accident.
7. エイズ患者の数はアジアの国々で急速に増えているそうだ。	I hear the number of AIDS patients is rapidly increasing in the Asian countries.

8.	女性は男性よりバセドウ病に罹る傾向がある。	Women are more likely to suffer from Basedow's disease than men are.
9.	今も世界では深刻な栄養失調で苦しむ人々がたくさんいる。	There are still so many people who suffer from severe malnutrition in the world.
10.	この時期は、多くの人々が花粉症でマスクを掛けている。	At this time of the year, many people wear masks because of pollen allergies.
11.	私は花粉［金属］アレルギーです。	I have an allergy [I'm allergic] to pollen [metal].
12.	昨日熱射病にかかりました。	I got sunstroke yesterday.
13.	毎年インフルエンザの予防接種を受けるべきです。	We should be vaccinated against the flu every year.
14.	日焼けが痛いです。	My sunburn hurts.
15.	食中毒になったみたいなんです。	I guess I got food poisoning.

（Ⅲ）
医療関連の
接頭辞・語根・接尾辞

1 接頭辞

Prefixes

CD-71

Prefix	（意味）	例	[発音]	日本語
a-, an-	(without, not)	anoxia	[ænáksiə アナクスィア]	無酸素
		aphasia	[əféiʒə アフェイジャ]	失語症
		aseptic	[əséptik アセプティック]	無菌の
ab-	(away from)	abortion	[əbɔ́:*r*ʃən アボーシャン]	人工中絶
		abrasion	[əbréiʒən アブレイジャン]	擦過傷
ante-	(before)	ante cibum	[æ̀nti sí:bəm アンティ・スィーバム]	食前
		antenatal	[æ̀ntinéitl アンティネイトゥル]	出生前の
anti-	(against)	antidote	[ǽntidòut アンティドウト]	解毒剤
ap / o-	(away from)	apocleisis	[æ̀poukláisis アポウクライスィス]	拒食
		apophlegmatic	[æ̀pouflegmǽtik アポウフレグマティック]	去痰剤
		apoptosis	[æ̀pouptóusis アポウプトウスィス]	アポトーシス
auto-	(self)	autoimmunity	[ɔ̀:touimjú:niti オートウイミューニティ]	自己免疫
bi-	(two, double)	binocular	[bainákjulə*r* バイナキュラ]	双眼(顕微)鏡
circum-	(around)	circumduction	[sə̀:kəmdʌ́kʃən サーカムダクシャン]	(四肢などの)循環運動
		circumocular	[sə̀:kəmákjulə*r* サーカマキュラ]	眼周囲の

		circumstantiality	[sə̀:kəmstæ̀nʃiǽliti サーカムスタンシアリティ]	迂遠
con-	(together)	congenital	[kəndʒénətl コンジェナトゥル]	先天性の
		congestion	[kəndʒéstʃən コンジェスチャン]	鬱血
contra-	(against)	contraception	[kɑ̀ntrəsépʃən カントラセプシャン]	避妊
		contraindication	[kɑ̀ntrəindikéiʃən カントラインディケイシャン]	禁忌
		contrastimulant	[kɑ̀ntrəstímjulənt カントラスティミュラント]	鎮静薬
cyan / o-	(blue)	cyanosis	[sàiənóusis サイアノウスィス]	チアノーゼ
de-	(without, removal)	deformation	[dì:fɔ:rméiʃən ディーフォーメイシャン]	奇形
		dehydration	[dì:haidréiʃən ディーハイドレイシャン]	脱水
di-	(two, twice)	diatomic	[dàiətɑ́mik ダイアタミック]	二原子の
dia-	(through)	dialysis	[daiǽləsis ダイアリスィス]	透析
		diapedesis	[dàiəpidí:sis ダイアピディースィス]	漏出
dis-/dys	(removal, separation)	discharge	[distʃɑ́:rdʒ ディスチャージ]	分泌
		disfunction/ dysfunction	[disfʌ́ŋkʃən ディスファンクシャン]	機能不全
endo-	(within)	endocrine	[éndəkrin エンダクリン]	内分泌
		endoscope	[éndəskòup エンドスコウプ]	内視鏡
epi-	(above)	epigastric	[èpəgǽstrik エパギャストリック]	上腹部の
erythr / o-	(red)	erythrocytosis	[irìθrousaitóusis イリスロウサイトウスィス]	赤血球増加(症)

ex / o-	(out, out of)	excise	[iksáiz イク<u>サ</u>イズ]	切除する
		exotropia	[èksətróupiə エクサト<u>ロ</u>ウピア]	外斜視
extra-	(outside, in addition to)	extrasystole	[èkstrəsístəli エクストラ<u>スィ</u>スタリ]	(心臓の)期外収縮
		extravasate	[ikstrǽvəsèit イクスト<u>ラ</u>ヴァセイト]	溢出する
hemi-	(half)	hemiplegia	[hèmiplíːdʒə ヘミプ<u>リー</u>ジャ]	片麻痺
hyper-	(high, excessive)	hyperphagia	[hàipərféidʒə ハイパ<u>フェ</u>イジャ]	過食症
		hypertrophy	[haipə́ːrtrəfi ハイ<u>パー</u>トラフィ]	肥大
hypo-	(under, decreased)	hypoglycemia	[hàipouglaisíːmiə ハイポウグライ<u>スィー</u>ミア]	低血糖(症)
		hypotension	[hàipouténʃən ハイポウ<u>テ</u>ンシャン]	低血圧
in, im-	(in, within)	inhale	[inhéil イン<u>ヘ</u>イル]	吸い込む
	(not)	indigestion	[ìndidʒéstʃən インディ<u>ジェ</u>スチャン]	消化不良
infra-	(below)	infraction	[infrǽkʃən インフ<u>ラ</u>クシャン]	不完全骨折
		infrascapular	[ìnfrəskǽpjulər インフラス<u>キャ</u>ピュラ]	肩甲骨下の
intra-	(within)	intracardiac	[ìntrəkáːrdiæk イントラ<u>カー</u>ディアック]	心臓内の
		intracephalic	[ìntrəsifǽlik イントラシ<u>ファ</u>リック]	脳内の
juxta-	(near)	juxtaglomerular	[dʒʌ̀kstəglouмérjulər <u>ジャ</u>クスタグロウ<u>メ</u>リュラ]	傍糸球体の
leuk / o-	(white, colorless)	leuko-cytogenesis	[ljùːkousàitədʒénəsis リューコウサイタ<u>ジェ</u>ニスィス]	白血球生成
		leukoderma	[ljùːkoudə́ːrmə リューコウ<u>ダー</u>マ]	白斑

melan / o-	(black, dark)	melanosis	[mèlənóusis メラ**ノ**ウスィス]	黒色症
mes / o-	(middle)	mesocardium	[mèsəká:rdiəm メソ**カー**ディアム]	心間膜
		mesoderm	[mézədə̀:rm **メ**ゾダーム]	中胚葉
mon / o-	(one)	monocyte	[mánousait **マ**ノウサイト]	単球
		monosymp-tomatic	[mànousimptəmǽtik マノウスィンプタ**マ**ティック]	単一症状の
multi-	(many)	multifamilial	[mʌ̀ltifəmíliəl マルティファ**ミ**リアル]	多家系性の
		multipara	[mʌltípərə マル**ティ**パラ]	経産婦
neo-	(new)	neoplasm	[ní:əplæ̀zm **ニー**オプラズム]	新生物
noct / i-	(night)	nocturia	[nɑktʃú:riə ナク**チュー**リア]	夜間頻尿症
olig / o-	(little, deficiency)	oligosaccharide	[ɑ̀ligəsǽkəraid アリガ**サ**カライド]	少糖，オリゴ糖
		oligospermia	[ɑ̀ligouspə́:rmiə アリゴウス**パー**ミア]	精子過少症
		oliguria	[ɑ̀ligjúəriə アリ**ギュ**アリア]	乏尿
ortho-	(straight, correct)	orthograde	[ɔ́:rθəgrèid **オー**サグレイド]	直立歩行位
		orthopsychiatry	[ɔ̀:θousaikáiətri オーソウサイ**カ**イアトリ]	矯正精神医学
pan-	(all)	panacea	[pæ̀nəsí:ə パナ**スィー**ア]	万能薬
		pansclerosis	[pæ̀nskliəróusis パンスクリア**ロ**ウスィス]	汎硬化症
para-	(beside, near)	paramedic	[pæ̀rəmédik パラ**メ**ディック]	救急医療師 医療補助者
		paranoia	[pæ̀rənɔ́iə パラ**ノ**イア]	偏執症，妄想症
per-	(by, through)	percutaneous	[pə̀:rkjutéiniəs パーキュ**テ**イニアス]	経皮的な

peri-	(around)	perioral	[pèriɔ́:rəl ペリ**オー**ラル]	口周囲の
poly-	(many)	polymyalgia	[pɑ̀limaiǽldʒə パリマイ**ア**ルジャ]	多発性筋痛
post-	(after)	postpneumonic	[pòustnjuːmɑ́nik ポウストニュー**マ**ニック]	肺炎後の
		postprandial	[pòustprǽndiəl ポウストプ**ラ**ンディアル]	食後の
pre-	(before)	precancer	[pri:kǽnsər プリー**キャ**ンサ]	前癌状態
		predisposition	[prì:dispəzíʃən プリーディスパ**ズィ**シャン]	素質，体質
pro-	(before)	prognosis	[prɑgnóusis プラグ**ノ**ウスィス]	予後
quadr / i-	(four)	quadriplegia	[kwɑ̀drəplí:dʒə クァドラプ**リー**ジャ]	四肢麻痺
re-	(back, again)	reflux	[rí:flʌ̀ks **リー**フラックス]	逆流
retro-	(backward, behind)	retroaction	[rètrouǽkʃən レトロウ**ア**クシャン]	逆作用
		retroperitoneal	[rètroupèrətəní:əl レトロウペラタ**ニー**アル]	後腹膜の
scler / o-	(hard, hardening)	scleroderma	[sklìərədə́:rmə スクリアラ**ダー**マ]	強皮症
sub-	(below, under)	subcutaneous	[sʌ̀bkju:téiniəs サブキュー**テ**イニアス]	皮下の
		subfertility	[sʌ̀bfə:rtíliti サブファー**ティ**リティ]	低受精率
super-	(above, excessive)	superinfection	[sjù:pərinfékʃən スーパイン**フェ**クシャン]	重複感染
		supersecretion	[sjù:pərsikrí:ʃən スーパスイク**リー**シャン]	過分泌
supra-	(above)	supranormal	[sjù:prənɔ́:rməl スープラ**ノー**マル]	正常以上の
		supraoptimal	[sjù:prəɑ́ptəməl スープラ**ア**プティマル]	最適上量

syn-	(together)	syndrome	[síndroum スィンドロウム]	症候群
sym-	(together)	sympathetic	[sìmpəθétik スィンパセティック]	交感神経の
tachy-	(fast)	tachypnea	[tækipníːə タキプニーア]	頻呼吸
trans-	(through, across)	transference	[trænsfə́ːrəns トランスファーランス]	転移
		transfusion	[trænsfjúːʒən トランスフュージャン]	輸血
tri-	(three)	tricuspid	[traikʌ́spid トライカスピッド]	三尖の
ultra-	(beyond)	ultrasonogram	[ʌ̀ltrəsɑ́nəgræm アルトラサナグラム]	超音波検査図
		ultraviolet	[ʌ̀ltrəváiəlit アルトラヴァイアリット]	紫外線

2 語根

Root Words

Root	(意味)	例	[発音]	日本語

I. Circulatory System 循環器系

CD-72

Root	(意味)	例	[発音]	日本語
angi/o, vas/o	(vessel)	angioedema	[ændʒiouidíːmə アンジィオウイディーマ]	血管浮腫
		angiohemophilia	[ændʒiouhìːməfíliə アンジィオヒーマフィリア]	血管血友病
arteri/o	(artery)	arteriosclerosis	[ɑːtìːriouskliəróusis アーティリオスクラロウスィス]	動脈硬化症
cardi/o	(heart)	cardiotonic	[kὰːdiətάnik カーディオタニック]	強心剤
hem/o, hemat/o	(blood)	hemodialyzer	[hìːmədáiəlaizər ヒーマダイアライザ]	血液透析器
lymph/o	(lymph)	lymphadenitis	[limfædənáitis リンファダナイティス]	リンパ節炎
myel/o	(spinal code)	myelopathy	[máiəlάpəθi マイアラパシ]	脊髄障害
phleb/o	(vein)	phlebotomy	[fləbάtəmi フレバタミ]	静脈切開
thromb/o	(clot)	thrombo-cytopenia	[θrάmbousàitəpíːniə スランボゥサイタピーニア]	血小板減少症
vas/o	(vessel)	vasocon-striction	[vèisoukənstríkʃən ヴェイソウカンストリクシャン]	血管収縮

II. Digestive System 消化器系

CD-73

Root	(意味)	例	[発音]	日本語
an/o	(anus)	anoscope	[éinəskòup エイナスコウプ]	肛門鏡
append/o	(appendix)	appendectomy	[æ̀pəndéktəmi アパンデクタミ]	虫垂切除術

chol/e	(bile)	cholemia	[kəlíːmiə カリーミア]	胆血症
cholecysto	(gallbladder)	cholecys-tectomy	[kələsistéktəmi カラスィステクタミ]	胆嚢切除(術)
col/o	(colon)	colostomy	[kəlástəmi カラスタミ]	人工肛門形成(術)
duoden/o	(duodenum)	duodenotomy	[djuːədinátəmi デュオディナトミ]	十二指腸切開
enter/o	(intestines)	enterostasis	[èntəroustéisis エンタロゥステイスィス]	腸閉塞
esophag/o	(esophagus)	esophagitis	[iːsàfədʒáitis イソファジャイティス]	食道炎
gastr/o	(stomach)	gastrectasia	[gæ̀strektéiziə ギャストレクテイズィア]	胃拡張
gloss/o	(tongue)	glossocoma	[glɑsəkóumə グラサカウマ]	舌収縮
hepat/o	(liver)	hepatomegaly	[hèpətoumégəli ヘパトゥメガリ]	肝肥大
ile/o	(ileum)	ileocolostomy	[ìlioukoulástəmi イリアカロスタミ]	回結腸吻合(術)
jejun/o	(jejunum)	jejunotomy	[dʒìdʒuːnátəmi ジジューナタミ]	空腸切開
lith/o	(stone)	lithonephrotomy	[lìθənifrátəmi リソネフラタミ]	腎切石術
odont/o	(tooth)	orthodontics	[ɔ̀ːrθədántiks オーサダンティクス]	歯科矯正学
os	(mouth)	ostium uteri	[ástiəm júːtərài アスティアム・ユーテライ]	子宮口
pancreas	(pancreas)	pancreatolith	[pæ̀ŋkriǽtəliθ パンクリアトリス]	膵石
pharyng/o	(pharynx)	pharyngopathy	[fæ̀riŋgápəθi ファリンガパシィ]	咽頭疾患
proct/o, rect/o	(rectum)	proctoclysis	[prɑktákləsis プラクタクリスィス]	直腸灌注
stomato	(mouth)	stomatitis	[stòumətáitis ストゥマタイティス]	口内炎

III. Respiratory System　呼吸器系

CD-74

bronch/o	(bronchus)	bronchiectasis	[brɑ̀ŋkiéktəsis ブランキエクタスィス]	気管支拡張症
laryng/o	(larynx)	laryngophony	[læriŋgáfəni ラリンガフォニィ]	喉頭聴音
nas/o	(nose)	nasoantral	[nèizouǽntrəl ネイゾウアントラル]	鼻洞の
pneum/o, pneumon/o	(lung)	pneumometer	[nju:mámitər ニューマミタ]	肺活量計
rhin/o	(nose)	rhinoplasty	[ráinəplæ̀sti ライナプラスティ]	造鼻術
thora, thorac/o	(chest, thorax)	thoracentesis	[θɔ̀:rəsentí:sis ソーラセンティースィス]	胸腔穿刺(術)
tonsill/o	(tonsil)	tonsillotomy	[tɑ̀nsəlátəmi タンサラタミ]	扁桃切除
trache/o	(trachea)	tracheorrhagia	[trèikiəréidʒə トレイキオレイジャ]	気管出血

IV. Integumentary System　皮膚科

CD-75

derm, dermat/o	(skin)	dermatotherapy	[də:rmæ̀təθérəpi ダーマトセラピ]	皮膚病治療
onych/o	(nail)	onychophagia	[ɑ̀nikəféidʒə アニコフェイジャ]	咬爪癖
trich/o	(hair)	trichogen	[tríkədʒən トリコジェン]	発毛薬

V. Musculoskeletal System　筋骨格系

CD-76

arthr/o	(joint)	arthrodesis	[ɑ:rθrádəsis アースラダスィス]	関節固定(術)
brachi/o	(arm)	antebrachium	[æ̀ntibréikiəm アンティブレイキアム]	前腕
cervic/o	(neck, cervix)	cervicoplasty	[sə́:vikəplæ̀sti サーヴィカプラスティ]	頸形成術

chondr/o	(cartilage)	chondrosarcoma	[kàndrousɑ:kóumə カンドラサーコウマ]	軟骨肉腫
cleid/o	(clavicle)	cleidagra	[klaidǽgrə クライダグラ]	鎖骨痛
crani/o	(skull)	craniostenosis	[krèiniəstinóusis クレイニアステノウスィス]	狭頭症
my/o	(muscle)	myogram	[máiəgræm マイアグラム]	筋運動記録図
myel/o	(marrow, spinal code)	myeloma	[màiəlóumə マイアロウマ]	骨髄腫
os, oste/o	(bone)	osteoma	[àstióumə アスティオウマ]	骨腫
ped/o	(foot)	pedopathy	[pədápəθi ペダパシィ]	足疾患
rachi/o	(spine)	rachiotomy	[rèikiátəmi レィキオトミ]	脊柱切除(術)
sarc/o	(flesh)	sarcoma	[sɑ:kóumə サーコウマ]	肉腫

VI. Nervous System　神経系

CD-77

audi/o	(hearing)	audiometry	[ɔ̀:diámətri オーディアメトリ]	聴力検査(法)
cerebr/o	(brain)	cerebrosclerosis	[sèri:bròuskliəróusis セリーブロウスクリアロウスィス]	脳硬化症
kerat/o	(cornea)	keratosis	[kèrətóusis ケラトウスィス]	角皮症
medull/o	(central part)	medullary	[médjuləri メデュレリ]	髄質の
mening/o	(meninges)	meningorrhea	[minìŋgərí:ə メニンガリーア]	髄膜内出血
myring/o	(tympanic membrane)	myringotomy	[mìriŋgátəmi ミリンガタミ]	鼓膜切開
neur/o	(nerve)	neuroparalysis	[njùərəpəpǽləsis ニュアラパラリスィス]	神経麻痺
ocul/o	(eye)	oculus	[ákjuləs アキュラス]	目
ophthalm/o	(eye)	ophthalmoscopy	[àfθælmáskəpi アフサルマスカピ]	検眼
ot/o	(ear)	otosclerosis	[òutəskliəróusis オウタスクリ(ア)ロウスィス]	耳硬化

phac/o, phak/o	(lens of the eye)	phacoemulsification	[fæ̀kouimʌ̀lsəfikéiʃən ファコウイマルスィフィケイション]	水晶体超音波液化吸引術
psych/o	(mind)	psychopharmacotherapy	[sàikoufɑ̀:rməkəθérəpi サイコウファーマカセラピ]	精神薬理療法

VII. Reproductive System　生殖器系

CD-78

cervic/o	(cervix)	cervicitis	[sə̀:rvəsáitis サーヴィサイティス]	子宮頸管炎
colp/o	(vagina)	colpocele	[kálpəsi:l カルポスィール]	膣ヘルニア
hyster/o	(uterus)	hysterotomy	[hìstərátəmi ヒスタラタミ]	子宮切開
lact/o	(milk)	lactogenic	[læ̀ktədʒénik ラクタジェニック]	催乳性の
mast/o	(breast)	mastectomy	[mæstéktəmi マステクタミ]	乳房切除
men/o	(menses)	menorrhagia	[menəréidʒə メナレイジャ]	月経過多(症)
metr/o	(uterus)	metrorrhagia	[mì:trəréidʒə ミートラレイジャ]	(異常な)子宮出血
oo	(egg, ovum)	oosperm	[óuəspə:rm オウアスパーム]	受精卵
oophor/o	(ovary)	oophoropathy	[ouɑ̀fərápəθi オウアファラパシ]	卵巣疾患
orchi/o, orchid/o	(testis)	orchitis	[ɔ:káitis オーカイティス]	精巣炎
ovari/o	(ovary)	ovariocyesis	[ouvɛ́əriəsaií:sys オウヴェアリアサイイースィス]	卵巣妊娠
salping/o	(tube, oviduct)	salpingotomy	[sæ̀lpiŋgátəmi サルピンガタミ]	卵管切開

VIII. Urinary System　泌尿器系

CD-79

cyst/o	(sac, bladder)	cystography	[sistágrəfi スィスタグラフィ]	膀胱造影

glomerul/o	(glomer-ulus)	glomerulo-nephritis	[gloumerjulənifráitis グロウメリュラニフライティス]	糸球体腎炎
nephr/o	(kidney)	hydronephrosis	[hàidrounifróusis ハイドロウネフロウスィス]	水腎症
pyel/o	(pelvis, renal pelvis)	pyelocystitis	[pàiəlousistáitis パイアラスィスタイティス]	腎盂膀胱炎
ren/o	(kidney)	renomegaly	[rènəmégəli レナメガリ]	腎肥大
ur/o	(urine)	urodynamics	[júərədainǽmiks ユアラダイナミックス]	排尿力学
ureter/o	(ureter)	ureterectasia	[jurìːtərektéiziə ユリータレクテイズィア]	尿管拡張症
urethr/o	(urethra)	urethrostenosis	[jurìːθroustinóusis ユリースロウスティノウスィス]	尿道狭窄症
vesic/o	(urinary bladder)	vesical	[vésikəl ヴェスィカル]	膀胱の

3 接尾辞

Suffixes

CD-80

Suffixes	（意味）	例	［発音］	日本語
-algia	(pain)	kinesalgia	[kìnisǽldʒə キニーサルジャ]	筋運動痛
-cele	(tumor, hernia, swelling)	cystocele	[sístəsi:l スィスタスィール]	膀胱脱
-cide	(killing)	bactericide	[bæktí:risaid バクティ(ア)リサイド]	殺菌剤
-ectomy	(excision)	polypectomy	[pàlipéktəmi パリペクタミ]	ポリープ切除術
-emia	(blood)	ischemia	[iskí:miə イスキーミア]	虚血
-gen	(formation, producing)	carcinogen	[kɑ:rsínədʒən カースィナジェン]	発がん物質
-genic	(formation, producing)	pathogenic	[pæθədʒénik パサジェニック]	病原(性)の
-gram	(record)	echocardiogram	[èkoukɑ́:diəgræm エコウカーディアグラム]	超音波心臓診断図
-graph	(recording instrument)	pneumograph	[njú:məgræf ニューマグラフ]	呼吸記録器
-graphy	(recording of data)	radiography	[rèidiɑ́grəfi レイディアグラフィ]	放射線撮影法
-itis	(inflamma-tion)	pericarditis thyroiditis	[pèrikɑ:dáitis ペラカーダイティス] [θàiərɔidáitis サイアロイダイティス]	心膜炎 甲状腺炎
-lysis	(separation, disintegration)	hemolysis	[himɑ́ləsis ヒマラスィス]	溶血
-malacia	(softening)	osteomalacia	[ɑ̀stiəməléiʃə アスティアマレイシャ]	骨軟化症

-megaly	(enlargement)	splenomegaly	[splì:nəmégəli スプリーナメガリ]	脾腫
-meter	(measuring, instrument)	calorimeter	[kæ̀lərímətər カラリマタ]	熱量計
-odynia	(pain)	lumbodynia	[lʌ̀mbədíniə ランバディニア]	腰痛
-oid	(like, resembling)	rheumatoid	[rjú:mətɔid ルーマトイド]	リウマチの
-oma	(tumor)	sarcoma	[sɑ:kóumə サーコウマ]	肉腫
-osis	(condition)	pollinosis	[pɑ̀linóusis パリノウスィス]	花粉症
-pathy	(disease)	osteopathy	[ɑ̀stiɑ́pəθi アスティアパシィ]	骨疾患
-phagia	(eating)	dysphagia	[disféidʒə ディスフェイジャ]	嚥下障害
-plasty	(plastic repair)	rhinoplasty	[ráinəplæ̀sti ライナプラスティ]	鼻形成術
-pnea	(breathing)	apnea	[æ̃pniə アプニア]	無呼吸
-rhea	(discharge)	pyorrhea	[pàiərí:ə パイアリーア]	膿漏
-rhexis	(rupture)	amniorrhexis	[æ̀mniəréksis アムニアレクスィス]	破水
-scope	(instrument for examining)	gastroscope	[gǽstrəskoup ギャストラスコウプ]	胃内視鏡(胃カメラ)
-stasis	(stoppage of flow)	hemostasis	[hì:moustéisis ヒーモウステイスィス]	止血
-stomy	(surgical formation of an opening)	colostomy	[kəlɑ́stəmi カラスタミ]	人工肛門形成(術)
-tomy	(incision into)	necrotomy	[nəkrɑ́təmi ネクラタミ]	死体解剖
-tripsy	(crushing)	lithotripsy	[líθətrìpsi リサトリプスィ]	砕石術
-uria	(urine)	hematuria	[hì:mətjúəriə ヒーマテュアリア]	血尿

（Ⅳ）

度量衡・単位

度量衡・単位

Weights, measures and units

CD-81

あ	アンペア	ampere (A)	[ǽmpiər アンピア]
い	インチ（2.54cm） 12インチ＝1フット（フィート） 3フィート＝1ヤード	inch (in)	[íntʃ インチ]
お	オングストローム	angstrom (Å)	[ǽŋstrəm アングストラム]
	オンス（28.35g）	ounce (oz)	[áuns アゥンス]
か	華氏	degree Fahrenheit (°F)	[digrí: fǽrənhàit ディグリー・ファレンハイト]
	カロリー	calory (cal)	[kǽləri キャラリィ]
	ガロン	gallon (gal)	[gǽlən ギャロン]
	カンデラ	candela (cd)	[kændí:lə キャンディーラ]
き	キログラム	kilogram (kg)	[kí:lougræ̀m キーロウグラム]
く	クオート	quart (qt)	[kwɔ́:rt クオート]
	グラム	gram (g)	[grǽm グラム]
	グレイ	gray (Gy)	[gréi グレイ]
け	ケルビン	kelvin (K)	[kélvin ケルビン]
し	シーシー	cc	[si:si: シーシー]
	シーベルト	sievert (Sv)	[sí:vərt シーヴァト]
	ジュール	joule (J)	[dʒú:l ジュール]
	ジル	gill (gi)	[dʒíl ジィル]
せ	摂氏	degree Celcius (℃)	[digrí: sélsiəs ディグリー・セルシアス]
て	デシベル	decibel (dB)	[désəbèl デシベル]

と	ドラム（1.77g）	**dram (dr)**	[drǽm ドラム]
に	ニュートン	**newton (N)**	[njúːtn ニュートン]
は	パイント	**pint (pt)**	[páint パイント]

8 パイント＝ 1 ガロン
(英)1 パイント＝ 568.26 ミリリットル
(米)1 パイント＝ 473.17 ミリリットル

	パスカル	**pascal (Pa)**	[pæskǽl パスカル]
ひ	秒	**second (s)**	[sékənd セカンド]
ふ	フィート（30.48cm）	**feet (ft)**	[fíːt フィート]
へ	ペーハー	**potential of hydrogen (pH)**	[pìːéitʃ ピーエイッチ]
	ベクレル	**becquerel (Bq)**	[bèkərél ベカレル]
	ヘルツ	**hertz (Hz)**	[hə́ːrts ハーツ]
ほ	ボルト	**volt (v)**	[vóult ヴォウルト]
	ポンド（453.59g）	**pound (lb)**	[páund パウンド]
め	メートル	**meter / metre (m)**	[míːtər ミータ]
も	モル	**mole (mol)**	[móul モゥル]
ら	ラド	**rad**	[rǽd ラド]
り	リットル	**liter / litre (l)**	[líːtər リータ]
る	ルーメン	**lumen (lm)**	[lúːmin ルーミン]
	ルックス	**lux (lx)**	[lʌ́ks ラックス]
れ	レム	**rem**	[rém レム]
わ	ワット	**watt (W)**	[wɑ́t ワット]

大きさを表す接頭辞

MP3
CD-82

テラ（10^{12}）	**tera- (T)**	[térə テラ]	（例） terawatt
ギガ（10^{9}）	**giga- (G)**	[gigə ギガ]	（例） gigahertz
メガ（10^{6}）	**mega- (M)**	[mégə メガ]	（例） megabyte

キロ（10^{3}）	**kilo- (K)**	[kílə キロ]	（例）kilogram
ヘクト（10^{2}）	**hecto- (h)**	[héktə ヘクト]	（例）hectopascal
デカ（10^{1}）	**deca- (da)**	[dékə デカ]	（例）decaliter
デシ（10^{-1}）	**deci- (d)**	[désə デシ]	（例）deciliter
センチ（10^{-2}）	**centi- (c)**	[séntə センティ]	（例）centimeter
ミリ（10^{-3}）	**milli- (m)**	[mílə ミリ]	（例）milimeter
マイクロ（10^{-6}）	**micro- (μ)**	[máikrə マイクロ]	（例）microgram
ナノ（10^{-9}）	**nano- (n)**	[nǽnə ナノ]	（例）nanosecond
ピコ（10^{-12}）	**pico- (p)**	[pí:kə ピーコ]	（例）picogram
フェムト（10^{-15}）	**femto- (f)**	[fémtə フェムト]	（例）femtsecond
アト（10^{-18}）	**atto- (A)**	[ǽtə アト]	（例）attosecond

（V）
医療関連の略語

略語
Abbreviations

	略語	原義	日本語訳
A	a	before (ante)	前に
	abd	abdominal	腹部の
	abn	abnormal	異常な
	ABR	absolute bed rest	絶対安静
	Ac	acute	急性の
	a.c.	before food	食前
	ag. feb.	when the fever increases	熱が高くなった場合
	amt	amount	量
	A&P	ausculation and percussion	聴診と打診
	ARDS	adult respiratory distress syndrome	成人呼吸窮迫症候群
		acute respiratory distress syndrome	急性呼吸窮迫症候群
	asst.	assistance	介助
	avg.	average	平均
B	BE	barium enema	バリウム注腸
	B.I.	brain injury	脳損傷
	b.i.d.	twice a day	１日２回
	BM	bowel movement	排便
	B.O.W.	bag of water	羊水嚢（ようすいのう）
	BP	blood pressure	血圧
	BS	blood sugar	血糖
	Bx	biopsy	生検

C	c	contraction	収縮
	c	with	～と
	CA	carcinoma; cancer	悪性腫瘍，がん
	Cal.	calorie	カロリー
	caps	capsule	カプセル
	C.C.	chief complaint	主訴
	chg	change	変化
	C.H.O.	carbohydrate	炭水化物
	chol	cholesterol	コレステロール
	Chr	chronic	慢性の
	cl	clear	異常を認めない
	c.m.	tomorrow morning	明朝
	CNS	central nervous system	中枢神経系
	c/o	complaining of	～の病訴
	cont. rem.	let the medicines be continued	薬の継続
	CPA	cardiopulmonary arrest	心肺停止
	CPR	cardiopulmonary resuscitation	心肺機能回復法，心肺蘇生
	C.T.	computerized tomography	コンピュータ断層撮影
	CV	cardiovascular	循環器の；心血管の
	CXR	chest X-ray	胸部レントゲン
D	d	right	右
	/d	per day	１日につき
	diab	diabetic	糖尿病の
	D.O.A.	dead on arrival	到着時死亡
	D.O.B.	date of birth	出生日
	dos.	dose	服用量

D.O.S.	day of surgery	手術日
dx.	diagnosis	診断

E

ECG; EKG	electrocardiogram	心電図
EEG	electroencephalogram	脳波図
eff.	effective	効果有り
EMG	electromyogram	筋電図
E.M.I.	E.M.I. scanner (brain scanner)	脳断層撮影装置
et	and	～と
ext.	external	外部の

F

f	female	女性
FDA	Food and Drug Administration	食品医薬品局（米政府）
FH	family history	家族の病歴（家族歴）
f.h.s.	fetal heart sounds	胎児心音
FUO	fever of undetermined origin	原因不明の熱
fx	fracture	骨折

G

G.B.	gallbladder	胆嚢
G.I.	gastrointestinal	胃腸内科
gyn	gynecology	婦人科

H

HA	headache	頭痛
HC	head circumference	頭囲
HR	heart rate	心拍
Ht.	height	身長
HTN	hypertension	高血圧
hx	history	病歴

I	I&D	incision and drainage	切開と排液
	inf	infection	感染
	inj.	injection	注射
	I.V.	intravenous	静脈
J	jt.	joint	関節
	JVP	jugular venous pressure	頸静脈圧
K	KLS	kidney, liver, spleen	腎臓，肝臓，脾臓
	K.O.	keep open	開けておく
L	L	left	左
	lat.	lateral	側部の
	lb.	pound	ポンド
	lg.	large	大きい
	liq.	liquid	液体
	l.m.p.	last menstrual period	最終月経
	L.O.C.	level of consciousness	意識の覚醒レベル
	L&W	living and well	健在
M	M	murmur	雑音
	med	medicine	薬
	MH	medical history	服薬歴
	M.R.	may repeat	くり返す可能性有
	MSU	mid-stream urine	中間尿
	mug	mammogram	乳房レントゲン

N	N	normal	正常な
	N/A	not applicable	適用不可
	NB	newborn	新生児
	NBM	nothing by mouth	絶食、禁食
	N/C	no complaints	病訴無し
	neg.	negative	陰性
	NEM	no evidence of malignancy	悪性の証拠無し
	N.K.A.	no known allergies	アレルギー歴無し
	noct(e)	in the evening	夜に
	NPU	not passed urine	排尿なし
	nunc	now	現在
	N/V	nausea and vomiting	吐き気及び嘔吐
O	O.B.	obstetrics	産科
	O.C.	oral contraceptive	経口避妊薬
	O.P.	operation	手術
	O.P.	out-patient	外来
	os.	mouth	口
	O.T.	occupational therapy	作業療法
	oz.	ounce	オンス
P	P.	pulse	脈
	p	after	～の後
	PARR	post-anesthesia recovery room	麻酔後回復室
	pat.	patient	患者
	PBP	peak blood pressure	最高血圧
	p.c.	after meals	食後

P.E.	physical examination	診察
PH	past history	過去の病歴
PMH	past medical history	既往歴
p.o.	by mouth	経口
P.O.	post-operative	手術後
pos.	positive	陽性
p.r.	through the rectum	直腸経由
Pre-op	before operation	手術前
p.r.n.	as necessary	必要に応じて
pt.	patient	患者
P.T.	physical therapy	理学療法
PTA	prior to admission	入院前に，入院に先立って
PU	passed urine	排尿あり

Q

q.	every	各
q.2h.	every two hours	２時間ごと
q.d.	every day	毎日
q.m.	every morning	毎朝
q.n.	every night	毎晩
q.o.d.	every other day	1日おき

R

R	rectal	直腸の
R., resp	respiration	呼吸
R, Rt.	right	右
RBC	red blood cell	赤血球
Reg	regular	定期的
rep.	repeat	くり返す

	R.T.	recreational therapy	レクリエーション療法
	Rx	prescription	処方箋
S	s	without	～なしに
	SC, sub. C	subcutaneous	皮下の
	semih.	half an hour	30 分
	sev	severe	重い(病状が)
	sl.	slight	少量の
	sm.	small	小さい
	S.O.B.	shortness of breath	息が切れる
	s.o.s.	if needed	必要であれば
	spec.	specimen	標本
	ss	half	半分
	S.T.	speech therapy	言語療法
	Surg.	surgery	外科手術
	Sx	symptoms	徴候
T	T., temp.	temperature	温度
	T.B.	tuberculosis	結核
	Tbsp.	tablespoon	大さじ
	tere	rub	こする
	t.i.d.	three times a day	1 日 3 回
	TPR	temperature, pulse, respiration	体温，脈拍，呼吸
	Trans	transfusion	輸血
U	UA	urinalysis	検尿
	ung.	ointment	塗り薬；軟膏

ur	urine	尿
US	ultrasound	超音波

V

VA	visual acuity	視力
vag	vaginal	膣の
V.D.	venereal disease	性病
vent	ventricular	心室の

W

W/A, WA	while awake	起床中
WBC	white blood cell	白血球
w/c	wheelchair	車椅子
W.D.	well developed	十分な発達，発育良好
W.N.	well nourished	十分な栄養摂取，栄養状態良好
Wnd.	wound	傷
WK(s)	week(s)	週
wt.	weight	重さ

日本語索引

[き]

[く]

くる病 154
車椅子 32
クロール 42
クローン病 68
群衆恐怖症 87

[け]

経過記録 28
経管栄養 58
経口小児麻痺ワクチン 129
経口の 49
経口避妊薬 52, 122
脛骨 136
芸術療法 59
形成外科 16, 136
形成外科医 16
軽躁病 87
継続的な痛み 35
経皮の 49
頸部痛 26, 37
痙攣 129, 136
外科 16
外科医 16
怪我をする 26
激痛 35
劇症肝炎 68
下剤／瀉下薬 50
血圧 22, 41
血圧計 32, 74
血液科 16
血液科医 16
血液化学検査 42
血液型 22
血液検査 41
血液像 41
結核 82
血管 13
血管拡張剤 50
血管撮影，血管造影 45
血管収縮剤 50
月経 122
月経異常 122
月経困難症 122
月経周期 122
月経障害 122
月経痛 37, 122
結婚歴 28
血漿欠乏症 74
血小板 41
血清検査 42
血清病 74
血栓症 74
結腸 14
血糖検査 42
血尿 44, 96
げっぷ 69
血便 69
結膜 103
結膜炎 103
血友病 74
解毒剤 50
解熱剤 50
下痢 26, 69
下痢止め 50
ケロイド 109, 136
腱炎 136
幻覚 87
健康寿命 59
健康保険 23
言語障害 87, 129
言語聴覚士 19
検査 42
検査所見 28
検査用血液 41
犬歯 146
現症 28
腱鞘炎 136
倦怠 87
幻聴 87
見当識障害 88
顕微鏡 32
現病歴 28
健忘症 88
腱膜瘤 136

[こ]

抗圧剤 50
後遺症 154
抗うつ剤 50
抗炎症ステロイド 50
口蓋咽頭弓 146
口蓋垂 115, 146
口蓋垂炎 115
口蓋舌弓 146
公害病 154
口蓋縫線 147
口蓋裂 129
口角びらん 147
口腔外科 16
口腔外科医 16
高血圧 75
抗原 43
抗原抗体反応 43
膠原病 82, 154
硬口蓋 147
咬合性外傷 147
虹彩 103
好酸球性筋膜炎 136
高山病 154
高脂血症 75
交叉咬合 147
口臭 115, 147
甲状腺 13
甲状腺炎 136
甲状腺腫 115, 136
甲状腺の検査 43
甲状腺病 154
高所恐怖症 88
口唇ヘルペス 109
口唇裂 128
虹彩炎 103
向精神薬 50
厚生年金 59
抗生物質 43, 50
厚生労働省 59
抗体 43
喉頭炎 82, 115
喉頭がん 115
後頭部 12
口内炎 109, 115, 147
更年期障害 123
広背筋 136
紅斑 109
抗ヒスタミン薬 51
肛門 12
肛門科 16
肛門科医 16
肛門型体温計 33

高齢者 59
高齢者虐待 59
呼吸器内科 17
呼吸器内科医 17
呼吸機能検査 43
呼吸困難 26, 82
黒色腫 109
国民年金 59
腰 10
鼓室 116
五十肩 136
個人歴 28
後前の，背腹の 46
誇大妄想 88
後陣痛，後痛 37
骨炎 136
骨腫 136
骨髄 136
骨髄移植 137
骨髄炎 137
骨折 137
骨粗鬆症 137
骨盤 123, 137
こぶ 109, 137
鼓膜 116
鼓膜炎 116
こむらがえり 137
こめかみ 12
小指 11
コルセット 32
コレステロール 42
コレステロール検査 43
コレラ 69
コロナウィルス 154
根管 147
昏睡 88
根尖周囲膿瘍 147
コンピュータ断層撮影(法) 43

[さ]

SARS（重症急性呼吸器症候群） 82, 154
細菌検査 43
細菌 43
再診 23
在宅医療 59
在宅介護 59
再発 23
逆子 123
逆さまつ毛 103
さかむけ 137
作業療法 23
作業療法士 19
鎖骨 137
鎖骨下動脈 75
坐骨神経痛 37, 88, 137
坐剤，座薬 48
刺し傷 137
さしこみ，腹痛 35
差しこみ便器 32
差し歯(継続歯) 147
差し歯(歯冠継続歯) 147
挫傷 137
嗄声 116
撮影方向，投射 45
擦剤 48
サポーター 32
産院 123
産科医 17, 123
三角筋 137
産科病棟 123
三叉神経痛 88
産褥熱 123
三尖弁 75
残尿 96
残尿感 96
産婦人科 17

[し]

指圧療法士 19
C 型肝炎 68
ジェネリック医薬品 51
耳炎 116
歯科 17
歯科医 17
耳介 116
歯科衛生士 19
歯科技工士 19
色覚異常，色盲 103
自覚症状 23
視覚喪失，失明 103
耳下腺炎 116, 129
ジカ熱 154
歯冠 147
耳管 116
歯冠周囲炎 147
歯冠破折 147
磁気共鳴画像 45
色視症 103
色素沈着 109
色素斑(しみ) 109
子宮 15, 123
子宮外妊娠 123
子宮がん 123, 137
子宮筋腫 123
子宮頸部 15, 123
子宮頸部がん 123
子宮疝痛 37
子宮痛 37
子宮内膜症 123
歯頸 147
止血剤 51
試験管 32
事故 23
歯垢 147
しこり 109
歯根 147
歯根膜 147
死産 123
指示 28
痔疾 69
四肢痛 38
歯周炎 148
歯周症 148
視床 88
視床下部 88
耳小骨 116
視診 23
視神経 104
歯髄炎 148
歯髄腔 148
歯性上顎洞炎 148
歯石 148
自然分娩 123
指爪 11
歯槽膿漏 148
舌 13, 148
歯痛 26, 38, 148

指痛 38
耳痛 38, 116
刺痛，刺すような痛み 35
膝蓋骨(膝頭) 137
失禁 96
失語症 88
失神 88
湿疹 109
湿布剤 48
耳道 116
四頭筋 137
歯肉 148
歯肉炎 148
歯肉膿瘍 148
視能訓練士 19
耳鼻咽喉科 17
耳鼻咽喉科医 17
ジフテリア 129
自閉症 88, 129
脂肪肝 69
しもやけ 109, 137
社会福祉士 59
社会保障 59
社会歴 28
弱視 104
弱視である 104
視野欠如 104
斜視 104
斜視である 104
しゃっくり 26, 82
尺骨 137
車輪付き担架 33
習慣 28
充血した目 104
集中治療室 21
十二指腸 14
十二指腸炎 69
十二指腸潰瘍 69
手根管症候群 137
手術 23
手術記載(記録) 28
手術室 21
重症急性呼吸器症候群 82, 154
主訴 28
出血 138
出血時間 42
出産 123
出産前の 123
腫瘍 138
腫瘍マーカー 43
循環器内科 17
循環器内科医 17
准看護師 19
準備室 21
消炎剤 51
消化管間質腫瘍 69
消化剤 51
松果体 88
消化不良 69
小臼歯 148
上行結腸 14
猩紅熱 82, 129
錠剤 48
上肢 10
硝子体 104
硝子体液 104
症状(徴候) 23
上唇 13, 148
上唇小帯 148
上大静脈 75
静注薬物 24
小腸 14
消毒 23
小児科 17, 129
小児科医 17, 129
小児麻痺(ポリオ) 129
小脳 88
静脈 13, 75, 104
静脈性腎盂像 46
静脈内注射 24
静脈内の 49
静脈瘤 75, 124
上腕 11
上腕骨 138
上腕三頭筋 138
上腕二頭筋 138
ショートステイ 59
職業性神経症 88
職業病 154
職業歴 28
触診 23
褥瘡 138
褥瘡性潰瘍 148
食中毒 69, 154
食道 14
食道アカラシア 69
食道炎 69
食道がん 69
食道裂孔 69
食欲 26
食欲不振 69, 88
除細動機(AED) 32
助産師 19, 124
初診 23
処置室 21
処方 23
徐脈 75
自律神経失調症 88
自律神経障害 88
尻の側面 12
視力検査 43
視力障害 104
歯列矯正 148
歯列不正 149
耳漏 116
脂漏性皮膚炎 109
シロップ 48
心因性疼痛 89
心因性疼痛障害 89
腎盂炎 96
腎盂腎炎 96
心(臓)炎 75
腎炎 96
神経内科医 17
心外膜 75
心気症 89
腎機能検査 43
伸筋 138
心筋(層) 75
心筋炎 75
心筋梗塞 75
神経 13
神経質 26
神経症 89
神経衰弱 89
神経性胃炎 70, 89
神経性無食欲(症) 89
神経痛 38, 89

[す]

[せ]

二頭筋 141
鈍い痛み 36
日本脳炎 130
入院 25
入院受付 21
入院患者 25
入院期間 25
入院手続窓口 25
入院費用 25
乳がん 125
乳剤 49
乳腺 125
乳頭筋 77
乳房 124
乳幼児突然死症候群 130
尿 98
尿管 15, 98
尿器，しびん 33
尿検査 44
尿酸 42
尿失禁 98
尿道 15, 98
尿道炎 98
尿毒症 98
尿路感染症 98
妊娠 125
妊娠検査 45
妊娠中絶 125
妊娠中毒症 125
認知症 60, 91
認知障害 60

[ね]

寝たきり老人 60
熱射病 155
熱傷 141
熱性痙攣 130
熱中症 155
ネフローゼ 98
眠り病 155
捻挫 141

[の]

ノイローゼ 91
脳 13
膿痂疹（とびひ） 110
脳幹 91
脳血栓 141
脳梗塞 77, 141
脳挫傷 141
脳出血 77
脳出血（脳溢血） 141
脳腫瘍 141
膿瘍 141
脳神経外科 18
脳神経外科医 18
脳室 91
脳震盪 91, 141
脳性麻痺 130
脳卒中 141
脳波検査 45
脳膜炎 141
脳梁 91
喉 13
喉の痛み 117
乗り物酔い 118

[は]

パーキンソン病 91
肺 13
肺炎 83
徘徊 60
肺活量 43
肺がん 83
肺気腫 83
肺結核 83
敗血症 155
腓骨 142
肺静脈 77
肺動脈幹 77
肺動脈弁 77
梅毒 98
梅毒血清反応 42
排尿障害 98
（腰）背部痛 38, 141
肺ペスト 83
肺胞 83
培養 43
排卵 125
排卵誘発剤 125
吐き気 27, 71
歯ぎしり 150
白内障 105
白斑 110
激しい腹痛 130
はさみ 33
はしか 130
破傷風 131, 155
破水 125
バセドウ病 155
肌荒れ 110
白血球数 41
白血病 77
抜歯 150
発疹チフス 131
発熱 27
鼻 13
鼻声・鼻音症 83
鼻茸 118
鼻血 83, 118
鼻づまり 83, 118
鼻水 83, 118
パニック発作 91
はやり目 105
腹 10
バラ花粉症 83
パラノイア 91
バリアフリー 60
バリウム 46
はり薬 49
鍼療法士 20
腫れ（物） 110
半規管 118
半月板損傷 141
ハンセン病／らい病 155
絆創膏 33
反対咬合 150
肺動脈 77
半膜様筋 142

[ひ]

非アルコール性脂肪性肝炎 71
ビーシージー 131
鼻炎 83, 118
被害妄想 92
皮下注射 24
皮下の 49

ひきつけ 92
非経口の 49
鼻孔 13, 118
ひざ 11
肘 11
比重 45
抜針 33
婦人科医 125
ヒステリー 92
ヒステリー発作 92
脾臓 14
額 12
肥大心 78
引っ掻き傷 142
ひどい月経痛 125
人差し指 11
皮内注射 24
皮内の 49
泌尿器科 18
泌尿器科医 18
泌尿器疾患 98
利尿薬 53
避妊 125
避妊薬 52
避妊リング 125
皮膚 13
皮膚科 18
皮膚科医 18
皮膚がん 110
腓腹筋 142
皮膚硬結(まめ) 110
皮膚病 110
飛蚊症 105
鼻閉塞 83
肥満 45, 155
百日咳 83, 131
日焼け 111, 155
病室 21
美容整形外科 18
美容整形外科医 18
病棟 21
氷のう 33
ひらめ筋 142
びらん 111
(寒さ，強打などで)ひりひりする痛み，うずく痛み 36
ひりひりする痛み 36
ビリルビン 42
非淋菌性尿道炎 98
疲労 27
鼻漏 83
広場恐怖症 92
貧血 78
貧血検査 45
ピンセット 33
頻尿 98
頻尿(症) 98
頻脈 78

[ふ]
ファイバースコープ 44
不安神経症 92
風疹 131
風土病 155
不快感 27
不感症 125
吹き出物 111
腹腔 71
腹腔鏡 34
腹腔内の 49
副睾丸炎 99
複雑骨折 142
副作用 53
副腎 14
副腎皮質ホルモン 44
腹直筋 142
腹痛 27, 39
副鼻腔炎 83, 118
腹部ヘルニア 71
腹膜炎 71
服用量 53
ふくらはぎ 12
ふけ 111
婦人科医 17
不正咬合 150
不正出血 78, 125
不整脈 78
不定愁訴 92
ブドウ糖 45
不妊検査 45
不妊手術 126
不妊症 99, 126
不眠症 27, 92
フレイルチェスト 142
プロテーゼ 142
分泌物 126
糞便検査 45
分娩室 21, 124
噴霧器 34
粉薬 49

[へ]
閉経期 126
閉経期ののぼせ顔面紅潮 126
平衡感覚喪失 118
閉鎖骨折 142
閉所恐怖症 92
臍 10
へその緒(臍帯) 126
ヘマトクリット 42
ヘモグロビン 42
ヘルニア 71
ヘルペス 111
変形性関節炎 142
偏執症 92
偏頭痛 26, 39
変性脊椎すべり症 142
便通 27, 71
扁桃 13, 150
扁桃炎 83
扁桃腺炎 118
便秘 71
偏平足 142

[ほ]
保育器 34, 131
包茎 99
膀胱 15, 99
膀胱炎 99
縫工筋 143
膀胱結石 99
放射線科 18
放射線科医 18
放射線検査 45
放射線被曝 156
放射線療法 25
暴食症 92
包帯 34

訪問介護 60
訪問介護員 60
訪問看護 60
訪問診療 61
ほくろ 111
保健師 20
保健師，衛生技師 61
保険証 25
母趾（足の親指） 12
補聴器 61, 118
勃起障害 99
発作（脳卒中などの） 78
発作 92
発作的な鋭い痛み，うずき 36
発疹 110
母乳で育てる 124
哺乳びん 131
骨 13
頬 12
ポリープ 72

[ま]

MERS（中東呼吸器症候群） 82, 156
埋伏歯 150
巻き爪 143
マグネシウム 42
麻酔 143
麻酔科 18
麻酔科医 18
麻酔装置 34
麻酔薬 53
待合室 21
末期医療 25
まつげ 12
松葉杖 34, 143
麻痺 61, 92
まぶた 12
麻薬中毒 92
眉 12
マラリア 156
慢性の痛み 36
慢性疲労症候群 156

[み]

味覚障害 118
未熟児 126
水膨れ 111
水疱瘡 111
水虫 111
耳 12
耳垢 118
耳が不自由な，耳が聞こえない 118
みみず腫れ 111, 143
耳たぶ 119
耳だれ 119
耳鳴り，耳鳴 27
耳鳴り 119
脈絡膜 105

[む]

むくみ 99
向こうずね 11
無呼吸 83
虫さされ 111, 143
虫歯 150
むちうち症 143
無痛分娩 126
無尿症 99
胸 10
胸やけ 71
夢遊病 92
無力症 92

[め]

目 12
メス 34
メニエル症候群 119
メニエル病 119
めまい 27, 92, 119
めまいがする 119
免疫 131
免疫療法 25
面会時間 25
めんちょう 111
綿棒 34

[も]

盲腸 14
盲腸炎 72
網膜 105
網膜炎 105
網膜剥離 105
毛様体 105
燃え尽き症候群 156
ものもらい 105

[や]

夜間せん妄 61
薬剤師 20
薬疹 111
薬物中毒 93
薬物療法 25
やけど 111, 143
薬局 21
夜尿症 99, 131
夜盲症・鳥目 106

[ゆ]

幽門 72
有料老人ホーム 61
輸血 25
指 11

[よ]

要援護 61
要介護 61
養護老人ホーム 61
羊水 126
陽性（の） 46
腰椎すべり症 143
腰痛 143
腰背部痛 27
溶連菌性咽頭炎 83
抑圧 93
夜泣き 131
予防接種 131

[ら]

卵管 15, 126
卵管妊娠 126
卵管破裂 126
乱視 106
乱視である 106
卵巣 15, 126
卵巣疝痛 39
卵巣痛 39

卵巣嚢腫 126

[り]

リウマチ 78, 143
リウマチ熱 131
理学療法 25
理学療法士 20
離乳 131
利尿剤 99
リハビリテーション老人病院 61
流行性感冒 83
流行性耳下腺炎 119
流産 126
良性の 46
良性前立腺肥大症 99
緑内障 106
淋菌性尿道炎 98
臨月の 126
臨床検査技師 20
臨床検査室 21
臨床工学技士 20
臨床診断 23
リンパ腫 78
リンパ節炎 119
淋病 99

[れ]

霊安室 21
裂傷 143
レントゲン技師 20
レントゲン撮影室 21

[ろ]

聾 119
老眼 106
老眼である 106
老人医療 61
老人性難聴 61
老人性認知症 61, 93
老年学 61
肋膜炎 83
ロコモティブシンドローム 143
露出症 93
肋間筋 143
肋間神経痛 39, 93, 143

[わ]

わきが 111
脇の下／腋窩 12
ワクチン 131
割れるような痛み 36
腕頭静脈 78

英語索引

[A]

abdomen 10
abdominal cavity 71
abdominal hernia 70, 71
abdominal pain 27, 38
abnormal bleeding 78
abortion 124, 125
abrasion 138
abscess 141
absolute (bed) rest 23
absorbent cotton 33
accessible 60
accident 23
achalasia of esophagus 69
ache 35
Achilles tendon 133
Achilles tendon rupture 133
acid stomach 67
acne 110
acrophobia 88
acupressurist 19
acupuncturist 20
acute nephritis 96
adductor longus 140
adenoids 114
ADHD (Attention deficit Hyperactive Disorder) 131
adhesive bandage 33
adhesive tape 33
administration 49
administration of a drug 52
administration of drugs 25
admission 25
admission desk 21
admission office 25
adrenal gland 14
aftereffect 154
afterpains 37
age-related macular degeneration (AMD) 102
aged eyesight 106
agoraphobia 92
AIDS (Acquired Immune Deficiency Syndrome) 95, 153
albuminuria 97
alcohol dependence 86
alcoholism 86
allergic disease 153
allergic rhinitis 81, 114
allergy 25, 108
allergy test 41
alopecia 110
alopecia areata 86, 108
alopecia congenitalis 110
alveolus 83
Alzheimer's disease 86
amblyopia 104
amblyopic 104
amnesia 87
amniotic fluid 126
an acute pain 35
an intermittent pain 36
anal prolapse 70
analgesic 52
anemia 78
anesthesia 143
anesthesia apparatus 34
anesthesiologist 18
anesthesiology 18
anesthetic 53
aneurysm 77
angina pectoris 74
angiography 45
angular cheilitis 147
ankle 11
anorexia 69, 87, 88
anorexia nervosa 89
antacid 51
anterior chamber 104
antero-posterior (A-P) 46
anthrax 155
anthropophobia 91
anti-inflammatory agent 51
anti-inflammatory steroid 50
antibiotic 43, 50
antibody 43
antidepressant 50
antidiarrheal 50
antidote 50
antigen 43
antigen-antibody reaction 43
antihistamine 51
antihypertensive 50
antipruritic drug 50
antipyretic 50
anuria 99
anus 12
anvil 115
anxiety neurosis 92
aorta 14, 77
apastia 87
aphasia 88
aphtha 114
aphthae 114
aphthous stomatitis 114, 146
apnea 83
apoplasmia 74
apoplexy 141
appendicitis 71, 140
appendix 14
appetite 26
arm 10
armpit 12
arrhythmia 78
art therapy 59
arteriosclerosis 77
artery 13, 77, 105
arthralgia 37
arthritis 135
artificial hand 135
artificial insemination 124
artificial leg 135

ascending colon 14
asthenopia 103
asthma 27, 82
astigmatic(al) 106
astigmatism 106
ataractic 51
ataraxic 51
athlete's foot 111
atopic asthma 81
atopic dermatitis 108, 129
atopy 153
atrium 76
auditory canal 116
auditory hallucination 87
auditory tube 116
auricle 116
auscultation 24
autism 88, 129
autonomic disorder 88
autonomic imbalance 88
avulsed tooth 149

[B]

baby bottle 131
Bacillus anthracis 155
back 11
backache 38, 141, 143
backbone 138
bacteria 43
bacteriologic examination 43
bad bite 150
bad breath 147
balanoposthitis 96
baldness 110
bandage 34
barium meal 46
barrier free 60
basal body temperature 122
Basedow's disease 155
BCG vaccine 131
be injured 26
be wounded 26
bed wetting 131
bed-fast senior 60
bedpan 32
bedridden elderly 60
bedside manner 22
bedsore 27, 138, 140
belch 69
Bell's palsy 87
belly button 10
benign 46
benign prostate hyperplasia (BPH) 99
biceps 141
biceps brachii 138
biceps femoris 139
big toe 12
bile 70
bile duct 70
biliary colic 38
bilirubin 42
biopsy 44
birth control 125
birthmark 108
(a) biting pain 36
(urinary) bladder 15, 99
bladder stone 99
bleary eyes 102
bleeding 138
bleeding time 42
blepharitis 103
blindness 103
blister 110, 111, 138
blood chemistry test 42
blood picture 41
blood pressure 22, 41
blood pressure monitor 32
blood sample 41
blood sugar test(s) 42
blood test 41
blood type 22
blood vessel 13
bloodshot eye 104
bloody stool 69
bloody urine 96
body odor 110, 111
boil 108
bone 13
bone marrow 136
bone marrow transplant 137
boredom 87
bottle-feed 124
bowel medicine 51
bowel movement 27, 71
bowleg 140
brace 32
bradycardia 75
brain 13
brain [cerebral] concussion 141
brain [cerebral] contusion 141
brain [cerebral] tumor 141
brain concussion 91
brain hemorrhage 77
brain infarction 77
brainstem 91
breast 124
breast cancer 125
breast-feed 124
breast(s) 10
breech baby 123
broken bone 137
bronchial asthma 81
bronchiocephalic artery 78
bronchitis 81
bronchoscope 44
bruise 108, 133, 140
bruxism 150
bulimia 86
bump 109, 137
bunion 136
bunionette 140
burn 111, 143
burn-out syndrome 156
burp 69
buttock(s) 12
buzzing in the ear 119

[C]

calcification 45
calcium 42
calf 12
callus 110
cancer 134
candida stomatitis 115
candida vaginitis 97

candidiasis 122
canine 146
canker sore 147
cannabism 90
capsule 48
carbon monoxide poisoning 153
carbuncle on the face 111
carcinoma 154
cardiac arrest 76
cardiac asthma 76
cardiac hypertrophy 76
cardiac insufficiency 76
cardiac tonic 74
cardiologist 17
cardiology 17
carditis 75
care 57
care equipment 58
care manager 58
care-type wheelchair 58
caregiver 58
caries 134
carpal tunnel syndrome 137
cartilage 141
cast 32
cataract 105
catatonia 87
cathartic 50
cavity 150
CBC (complete blood count) 41
cecum 14
cementum 149
central incisor 150
cephalalgia 38
cerebellum 88
cerebral hemorrhage 141
cerebral infarction 77, 141
cerebral meningitis 141
cerebral palsy 130
cerebral thrombosis 141
cerebrum 90
certified care worker 58
certified social worker 59
cervix cancer 123
Cesarean section 125
chair-type stairway lift 57
chamber pot 33
change of life 126
chapped skin 108, 110, 133
character disorder 90
character neurosis 90
checkups 44
cheek 12
chemist（英） 19, 20
chemotherapy 22
chest 10
chest cavity 135
chest cold 82
chest pain 26, 37
chest X-ray 45
chickenpox 111, 130
chief complaint 28
chilblains 109, 137, 140
chill(s) 26
chin 13
Chinese medicine 50
chiropractic 134
chlamydia 96
chloride 42
choking 82
cholangitis 70
cholecystitis 70
choledocholithiasis 70
cholelithiasis 70
cholera 69
cholesterol 42
cholesterol check 43
choroid 105
chromatopsia 103
chronic fatigue syndrome 156
(a) chronic pain 36
chronic paranasal sinusitus 117
ciliary body 105
cirrhoses 135
(liver) cirrhosis 134
claustrophobia 92
clavicle 137
cleft palate 129
clinical diagnosis 23
clinical engineer 20
clinical laboratory 21
clinical technologist 20
clinical thermometer 32
closed fracture 142
clouding of consciousness 86
clubfoot 140
coagulant 51
coagulation time 42
coated tongue 149
cochlea 115
cochlear nerve 115
cognitive disorder 60
cold sore 109
colic 35, 130
colitis 70
colitoxemia 70
collagen disease 82, 154
collapsed lung 81
colon 14
colon cancer 70
colonofiberscopy 44
colonoscopy 44
color blindness 103
colpodynia 38
coma 88
common carotid artery 76
common cold 81
communicable disease 155
community (public) health nurse 19
complicated fracture 142
complication 22, 153
comprehensive commoncold agent 52
comprehensive gastrointestinal agent 52
compress 48
compressed fracture 133
compression fracture 57
computerized tomography (CT) 43
condyloma acuminatum 97
congenital anodontia 149
congestive heart failure 76

conjunctiva 103
conjunctivitis 103
constipation 71
consultation room 21
contact dermatitis 110
(a) continuous pain 36
contraception 125
contraceptive 52
contrast agent 51
contrast media 52
contrast medium 46, 51
contusion 137
convulsion 92, 129
corn 108
cornea 102
coronary artery 74
coronary vein 74
coronavirus 154
corpus callosum 91
corset 32
corticosteroid 44
cosmetic surgeon 18
cosmetic surgery 18
cough 26, 82, 116
cough medicine 51
cramp in one's leg 137
Crohn's disease 68
cross bite 147
cross-eyed 104
crown 147
crown fracture 147
crude medicine 51
crust 26, 109
crutches 34, 143
culture 43
cure 24
curvature of the spine 139
cut 135
cyanosis 110
cycle 122
cystitis 99

[D]

dactylalgia 38
dandruff 111
day blindness 104
day care 60
day service 60
day-care center for the elderly 60
deaf 118
deafness 119
decayed tooth 150
decoction 48
decubitus ulcer 148
defibrillator 32
degenerative joint disease 142
degenerative spondylolisthesis 142
dehydration 130
delirium 90
delirium tremens 89
delivery 123
delivery room 21, 124
deltoid 137
dementia 60, 91
dementia of the Alzheimer s type 57
dementia praecox 90
dengue fever 155
dental caries 146, 150
dental hygienist 19
dental laboratory technician 19
dentin 149
dentist 17
dentistry 17
dentures 146
depressed fracture 135
depression 86
dermatologist 18
dermatology 18
descending aorta 74
descending colon 14
desmitis 138
diabetes 98, 155
diabetic retinopathy 105
diagnosis 23, 28
dialysis 44
dialysis 98
diaper rash 109, 129
diaphragm 14
diarrhea 26, 69
difficulty in breathing 82
difficulty in hearing 117
difficulty in swallowing 57, 68
digestant 51
digestive 51
digital rectal examination 24
digital thermometer 33
dilated stomach 66
diphtheria 129
discharge 24, 126
discharge summary 29
discomfort 27
disinfection 23
dislocation 139
disorientation 88
dispensary 21
diuretic 53, 99
dizziness 27, 92, 119
dizzy 119
dosage 53
double personality 91
Down syndrome 130
dropped stomach 66
drug addiction 93
drug eruption 111
dry bath 59
dry eye 105
dry skin 109
dual personality 91
(a) dull pain 36
dumb 115
dumbness 114
duodenal ulcer 69
duodenitis 69
duodenum 14
dysentery 70
dysgeusia 118
dyspepsia 69
dysphagia 57
dyspnea 26, 82
dysuria 98

[E]

ear 12
earache 116
eardrops 52
eardrum 116
earlobe 119
earwax 118
easy delivery 122
eating disorder 90
Ebola haemorrhagic fever 153
ectopic pregnancy 123
eczema 109
eczema of the scrotum 95
edema 99
elbow 11
elderly abuse 59
elderly person 59
electrocardiogram (ECG) 76
electrocardiography 44, 76
electroencephalography 45
electrolyte 42
electromyography (EMG) 41
elephantiasis 110
embryo（8 週末まで） 124
emergency 22
emergency medical technician (EMT) 19
emergency room (ER) 20
emotional disorder 87
employee pension 59
emulsion 49
enamel 146
endemic disease 155
endocarditis 76
endocrinologic examination 44
endometriosis 123
endoscopic examination 44
endoscopy 44
enema 50
enlarged heart 78
enlarged prostate 97
enlargement of the heart 76
enteritis 70
enuresis 99
environmental hormone syndrome 154
environmental neurosis 86
eosinophilic fasciitis 136
epicardium 75
epidemic 155
epidemic keratoconjunctivitis 105
epididymitis 99
epilepsy 91, 130
epistaxis 83
erectile dysfunction (ED) 99
erosion 111
erythema 109
Escherichia coli 70
esogastritis 68
esophageal cancer 69
esophagitis 69
esophagus 14
esophagus hiatus 69
esotropia 105
Eustachian tube 116
examination of sputum 41
examination room 21
exanthema subitum 130
exercise therapy 22
exhibitionism 93
exotropia 102
extensors 138
external ear 114
external ear canal 115
external medicine 48
external oblique 134
external strabismus 102
eye 12
eye lotion 52
eye patch 32
eye test 43
eyebrow 12
eyelash(es) 12
eyelid 12
eyestrain 103, 105

[F]

face 10
facial furuncle 111
facial neuralgia 87
facial palsy [paralysis] 115
facial paralysis 87
facial spasm 87
faint 88
falling 60
fallopian tube 15, 126
false nearsightedness 103
false phimosis 95
false teeth 146
family history 27
family therapy 22
farsighted 102
farsightedness 102
fasting blood sugar test 42
fatigue 27
fatty liver 69
fecal test 45
femoral hernia 139
femur 139
fertility drug 125
fertility test 45
fetus（9 週以降） 124
fever 27
fiberscope 44
fibula 142
finger 11
finger nail 11
first aid 22
first visit 23
fits 92
flail chest 142
flatfoot 142
flexors 136
floor leveling 60
flu 83
fluid 48
fomentation 48
food poisoning 69, 154
foot 11
forceps 32
forceps delivery 122
forearm 11

forehead 12
forgetfulness 88
fovea 104
fracture 137
frail elderly 58
freckles 110
frequent pulse 78
frequent urination 98
frigidity 125
frostbite 110, 140
frozen shoulder 136
full-term 126
fulminant hepatitis 68
functional disorder 58
functional recovery training 58
funduscopy 41
furry tongue 149
furuncle 108

[G]

gall 70
gallbladder 14
gallstone 70
gallstone attack colic 70
gallstone colic 38
ganglion 134
gangrene 108, 133
gargle 50, 114
gas 68
gastralgia 37
gastrectasis 66
gastrectomy 67
gastric atony 66
gastric cancer 67, 133
gastric colic 37
gastric hemorrhage 67
gastric ulcer 66, 133
gastritis 66
gastrocnemius 142
gastrocolitis 67
gastroenteritis 67
gastroenterologist 16
gastroenterology 16
gastroesophageal reflux disease (GERD) 67
gastroileitis 66
gastrointestinal stromal tumor 69
gastrolithiasis 67
gastropathy 67
gastroptosis 66
gastrorrhagia 67
gastrorrhea 66
gastrospasm 67
gastrostenosis 67
gastrostoma 68
gastrotomy 67
gauze 32, 134
gender identity disorder 90
general anesthetic 53
generics 51
genital herpes 95
genital(s) 10
genitalia 10
genu valgum 134
genu varum 140
geriatric medicine 61
German measles 131
gerontology 61
gingiva 148
gingivitis 148
glaucoma 106
glossitis 149
glucose 45
gluteus maximus 139
gnashing 150
goiter 115, 136
gonococcal urethritis 98
gonorrhea 99
gout 140
granule 48
granuloma 141
graze 134
grief work 58
group therapy 58
growing pains 38
growth hormone 44
gum 148
gum infection 148
gumboil 148
gurney 33
gynecologist 17, 125

[H]

habit(s) 28
hair 12
hair loss 110
hair restore 49
halitoses 115
halitosis 115, 147
hallucination 87
hallux valgus 134
hammer 117
hand 11
hangnail 137
Hansen's disease; leprosy 155
hard of hearing 117
hard palate 147
harelip 129
hay asthma 81
hay fever 81
Hb (hemoglobin) 42
head nurse 19
headache 26, 38, 89
health insurance 23
health insurance certificate 25
healthy life expectancy 59
hearing aid 61, 118
hearing loss 117
hearing test 44
hearing-impaired 117
heart 14
heart arrest 76
heart attack 76
heart disease 76
heart failure 76
heart murmur 75
heartburn 71
heat cramp 130
heat rash 108, 129
heatstroke 155
heavy period(s) 122
hedrocele 71
heel 12
help-needed 61

hematologist 16
hematology 16
hematuria 44, 96
hemeralopia 105
hemophilia 74
hemorrhage 138
hemorrhoids 69
hemostatic 51
hepatalgia 37
hepatic colic 37
hepatic failure 68
hepatic hemangioma 68
hepatitis 68
hepatitis C 68
hepatocellular cancer 68
hepatoma 134
herbal medicine 50
hereditary disease 122
hernia 71
herniated disk 140
herpes 111
herpes simplex 110
herpes zoster 110
HFMD (hand, foot, and mouth disease) 155
hiccup 26, 82
high blood fat disease 75
high blood pressure 75
hip 12
history of present illness 28
hives 26, 109, 130
hoarseness 116
holiday syndrome 87
home care 59
home help service 60
home helper 60
home medical care 59
home-visit medical service 61
home-visit nursing service 60
horticultural therapy 57
hospital-acquired infection 153
hospital fee 25
hospitalization 25
hot flash 126
house call 57
Ht (hematocrit) 42
humerus 138
humming in the ear 119
hunchback 138
hunger pain(s) 37
hurt 35
hydrocele testis 95
hydrocephalus 130
hygienist 61
hyperacidity 67
hyperactivity 91
hyperlipidemia 75
hypermetropia 102
hyperopia 102
hyperopic 102
hyperphagia 86
hypersensitivity 149
hypertension 75
hyperventilation 74
hyperventilation syndrome 81
hypnotic 51
hypochondriases 89
hypochondriasis 89
hypochylia 66
hypodermic 49
hypodermic injection 24
hypodermic needle 33
hypomania 87
hypotension 77
hypothalamus 88
hysteralgia 37
hysteria 92
hysterics 92

[I]

I. D. card 23
ice bag 33
ileum 14
ileus 71
immunity 131
immunotherapy 25
impacted tooth 150
impaired hearing 117
impetigo 110
impotence 97
in vitro fertilization 124
in-home service 58
inpatient 25
inactive stomach 66
incisor 149
incontinence 96
incontinence of urine 98
incubator 34, 131
incus 115
index finger 11
indigestion 69
inertia 92
infected root canal 146
infectious disease 154
infectious myringitis 115
inferior labial frenulum 146
infertility 99, 126
inflammation 26, 108
inflammation of a lymph node 119
inflammation of the bladder 99
inflammation of the ear 116
inflammation of the joint 135
inflammation of the larynx 115
inflammation of the middle ear 117
inflammation of the mouth 147
inflammation of the nose 118
inflammation of the stomach 66
inflammation of the tonsil 118
inflammation of the vagina 97, 125
inflammation of the vulva 122
influenza 83, 129
ingrown nail 143
inhalant 48

inhalation anesthetic 53
inherited disease 153
injection 24, 140
injector 33
injury 134
inner ear 117
insanity 90
insect bite 111, 143
insomnia 27, 92
inspection 23
instep 12
intensive care unit (ICU) 21
intercostal (muscle) 143
intercostal neuralgia 39, 93, 143
intercourse 124
internal bleeding 77, 140
internal medicine 18
internal strabismus 105
internist 18
interventricular septum 75
intestinal cancer 71
intestinal obstruction 71
intestinal polyp 71
intestines 14
intracranial hemorrhage 138
intradermal 49
intradermal injection 24
intramuscular 49
intramuscular(IM) injection 24
intraperitoneal 49
intravenous 49
intravenous (IV) injection 24
intravenous drip 24
intravenous drip infusion (IV drip) 24
intravenous drug (IV drug) 24
intravenous pyelogram 46
investigational new drug 52
iris 103
iritis 103
irregular bleeding 125
irregular period(s) 122
irregular pulse 78
irritable bowel syndrome (IBS) 68
ischemic colitis 68
ischemic heart disease 74
ischial neuralgia 88
itch 26, 109
IUD (intrauterine device) 125

[J]

Japanese encephalitis 130
jaundice 68
jaw 13
jejunum 14
joint 11
joint pain 26, 37

[K]

keloid 109, 136
keratitis 102
keratoconjunctivitis 102
kidney 14, 96
kidney cancer 96
kidney failure 96
kidney stones 96
kidney trouble 96
knee 11
knock-knee 134
knuckle 11
kyphosis 138

[L]

labia 10
labor 124
labor pains 38
labor room 124
laboratory findings 28
laceration 143
lacquer poisoning 108
lancet 33
laparoscope 34
large intestine 14
laryngeal cancer 115
laryngitis 82, 115
lateral 46
lateral curvature 139
lateral incisor 149
latissimus dorsi 136
laxative 50
leg 11
lens 104
leukemia 77
licensed practical nurse (LPN) 19
lifestyle-related disease 155
ligament 138
lingual frenulum 149
liniment 48
lip 13
liquid (medicine) 48
little finger 11
little toe 12
liver 14
liver cancer 68
liver cirrhosis 68
liver disorder 68
liver function test 41
local 49
local anesthetic 53
lockjaw 155
locomotive syndrome 143
lordosis 138
loss of appetite 88
loss of balance 118
low back pain 27
low birth weight baby 130
low blood pressure 77
lower abdominal pain 27
lower extremity(-ties) 11
lower lip 13, 146
lozenge 48
lumbago 143
lumbar spondylolisthesis 143
lump 109, 137
lung 13
lung cancer 83
luxation 139
lymphadenitis 119
lymphoma 78

[M]

macula 102
macular degeneration 102
magnesium 42
maladjustment 91
malaise 92
malalignment 149
malaria 156
malignancy 133
malignant 41
malleus 117
malnutrition 153
malocclusion 150
mammary gland 125
mammography 46
mania 90
manic-depressive psychosis 90
marital history 28
maternity hospital 123
maternity ward 123
measles 130
medial rectus muscle 105
medical certificate 22
medical chart 27
medical engineer 20
medical interview 22
medical laboratory technologist 20
medical record 27
medical test 42
medical welfare 57
medication 25
medicine for intestinal disorders 51
medulla 86
megalomania 88
melalgia 38
melanoma 109
memory disorder 58
Ménière's disease 119
Ménière's syndrome 119
meningitis 138
meniscal injury 141
meniscus injury 142
menopausal disorder 123
menopause 126
menorrhalgia 37
menstrual colic 37
menstrual cramp 125
menstrual disorder 122
menstrual pain 122
mental derangement 90
mental disease (disorder/illness) 90
mental illness 90
mental retardation 90, 130
mercury poisoning 154
MERS (Middle East Respiratory Syndrome) 82, 156
microscope 32
midbrain 91
middle ear 117
Middle East Respiratory Syndrome (MERS) 82, 155
middle finger 11
midwife 19, 124
migraine 26, 39
(a) mild pain 35
Ministry of Health, Labour, and Welfare 59
miscarriage 126
mitral valve 76
molar 146
mole 111
morning sickness 125
mortuary 21
motility disturbance 57
motion sickness 118
motor neuron disease 133
motorized wheelchair 60
mountain sickness 154
mouth 13
movement therapy 57
MRI (magnetic resonance imaging) 45
multi-fracture 139
mumps 114, 119, 129
muscae volitantes 105
muscle 13
muscle pain 26, 37
muscular dystrophy 135
music therapy 57
mute 115
muteness 114
myalgia 37, 136
myocardial infarction 75
myocardium 75
myocarditis 75
myopathy 135
myopia 103
myopic 103
myositis 135
myotonia 135
myringitis 116

[N]

narcolepsy 89
narcotic addiction 92
narcotism 92
nasal bleeding 118
nasal obstruction 83
nasal polyp 118
national pension 59
natural childbirth 123
nausea 27, 71
navel 10
nearsighted 103
nearsightedness 103
nebulizer 34
neck 10, 147
neck pain 26, 37
needing care 61
negative 41
neonate 124
nephritis 96
nephrosis 98
nerve 13
nervous breakdown 89
nervous stomach 89
nervousness 26
neuralgia 38, 89
neurasthenia 89
neurodermatitis 109
neurologist 17
neurology 17
neurosis 89, 91

neurosurgeon 18
neurosurgery 18
neurotic gastritis 70
nicotinism 155
night blindness 106
night cry 131
night delirium 61
nipple 10, 124
non-alcoholic steatohepatitis (NASH) 71
non-gonococcal urethritis 98
nose 13
nose drops 52
nose solution 52
nosebleed 118
nosocomial infection 153
nostril 13, 118
nurse 19
nurse practitioner (NP) 19
nursery 124
nurses' station 21
nursing care 58
nursing care insurance 58
nursing home for the elderly 61
nursing-care leave 58
nutritionist 19
nyctalopia 106
nyctophobia 86

[O]

obesity 45, 155
objective findings 23
obliquus externus 134
obsession 87
obsessive-compulsive neurosis 87
obstetrician 17, 123
obstetrics and gynecology 17
occiput 12
occlusal trauma 147
occupational disease 154
occupational history 28
occupational neurosis 88
occupational therapist 19
occupational therapy (OT) 23
ochlophobia 87
odontalgia 38
odontogenic maxillary sinusitis 148
odynacusis 38
odynophagia 37
ointment 49
open fracture 134
operating room (OR) 21
operation 23
operation record 28
operative note 28
ophthalmalgia 103
ophthalmia 103
ophthalmic solution 52
ophthalmitis 103
ophthalmologist 16
ophthalmology 16
optic nerve 104
optical test 43
ora serrata 103
oral 49
oral contraceptive 52, 122
oral polio vaccine 129
oral surgeon 16
oral surgery 16
oral thermometer 33
order 28
oropharynx 149
orthodontics 148
orthopedic surgeon 17
orthopedics 17
orthoptist 19
osmidrosis 111
ossicles 116
osteitis 136
osteoarthritis 142
osteoma 136
osteomyelitis 137
osteoporosis 137
otalgia 38
OTC (Over-the-Counter) drug (medicine) 52
otitis 116
otitis externa 115
otitis interna 117
otitis media 117
otorhinolaryngologist 17
otorhinolaryngology 17
otorrhea 116
outpatient 22
outpatient clinic 20
outpatient reception 20
ovarialgia 39
ovarian colic 39
ovarian cyst 126
ovary 15, 126
overwork 26
ovulation 125

[P]

pad 134
pain 35
painkiller 52
painless delivery 126
palatine raphe 147
palatoglossal arch 146
palatopharyngeal arch 146
palm 11
palpation 23
palpitations 77
pancreas 15
pancreatic colic 38
pancreatitis 70
panic attack 91
papillary muscle 77
papule 109
paralyses 61, 92
paralysis 61, 92
paramedic 18, 19
paranoia 91, 92
paraphimosis 96
parasite 45
parenteral 49
Parkinson's disease 91
parodynia 38
parotiditis 116
parotitis 116, 129
past history 28, 58
patella 137
pectoralgia 37

tetanus 131, 155
thalamus 88
the elderly 59
thermometer 32
thermotherapy 57
thigh 11
threatened abortion 124
throat 13
throat culture 41
(a) throbbing pain 36
thrombosis 74
thrush 146
thumb 11
thyroid 13
thyroid disease 154
thyroid test 43
thyroiditis 136
tibia 136
tic 91
tic douloureaux 88
tidal volume 43
tinea cruris 95, 108
tingle 36
tinnitus 27, 119
tiredness 27
toe 12
toe nail 12
tomography 46
tongue 13, 148
tonsil 150
tonsillitis 83, 118
tonsils 13
tooth extraction 150
toothache 26, 38, 148
topical 49
torn muscle 141
total protein 42
toxemia of pregnancy 125
trachea 13
trachealgia 37
trachoma 105
tranquilizer 51
transdermal 49
transfusion 25
transplant surgery 133
transplantation 133
transverse colon 14
trapezius 139
trauma 134
treatment 24
treatment room 21
triceps brachii 138
trichiasis 103
trichomonal vaginitis 98
tricuspid valve 75
trigeminal neuralgia 88
troche 49
tubal pregnancy 126
tubal rupture 126
tube feeding 58
tuberculin test (TB test) 130
tuberculosis 82
tumor 138
tumor marker 43
tweezers 33
twinge 36
tympanic cavity 116
tympanic membrane inflammation 116
typhlitis 72
typhoid 71
typhus 131

[U]

ulcer 108
ulcer of the stomach 66
ulcerative colitis 68
ulna 137
ultrasonography 44
ultrasound diagnosis 44
ultraviolet keratoconjunctivitis 104
umbilical cord 126
underarm 12
unrelieved feeling after urination 96
upper arm 11
upper extremity(-ties) 10
upper lip 13, 148
uremia 98
ureter 15, 98
urethra 15, 98
urethritis 98
uric acid 42
urinal 33
urinalysis 44
urinary disease 98
urinary incontinence 98
urinary tract infection (UTI) 98
urine 98
urologist 18
urology 18
urticaria 109
uterine cancer 123, 137
uterine cervix 15, 123
uterine colic 37
uterine myoma 123
uterus 15, 123
uvula 115, 146
uvulitis 115

[V]

vaccination 131
vaccine 131
vagina 10, 124
vaginodynia 38
valvular heart disease 76
varicose veins 75
varix 75, 124
vasoconstrictor 50
vasodilator 50
vein 13, 75, 104
vena cava 14, 77
venereal disease (VD) 97
ventricle 75, 91
verruca 108
vertebra 140
vertebrae 140
vertigo 27, 92, 119
vestibular nerve 117
vestibule 149
virus 43
visiting hours 25
visual disturbance 104
visual field defect 104
vital capacity 43
vitilligo 110

vitreous body 104
vitreous humor 104
volvulus 71
vomiting 26

[W]

waist 10
waiting room 21
wandering 60
ward 21
wart 108
watery eyes 105
WBC (white blood (cell) count) 41
weak sight 104
weak-sighted 104
weaning 131
wedge shaped defect 146
weight loss 27
welt 143
wheal 111
wheelchair 32
wheeled stretcher 33
wheeze 82
whiplash injury 143
whooping cough 83, 131
windpipe 13
wound 26, 139
wrist 11

[X]

X-ray room 21
xanthopsia 102

[Y]

yellow vision 102

[Z]

zika fever 154

医療・看護・歯科・福祉英語基本用語用例集
A MANUAL OF MEDICAL TERMS AND EXPRESSIONS

2016 年 5 月 14 日 第 1 刷
2024 年 12 月 25 日 第 8 刷
著 者 — 瀬谷 幸男
西村 月満
高津 昌宏
平井 清子
和治元 義博
中村 文紀
発行者 — 南雲一範
発行所 — 株式会社 南雲堂
〒 162-0801 東京都新宿区山吹町 361
TEL 03-3268-2311（営業部）
TEL 03-3268-2387（編集部）
FAX 03-3269-2486（営業部）
振替 00160-0-4686（営業部）
編 集 — 加藤 敦
組 版 — Office haru
装 丁 — 銀月堂
印刷所 — 倉敷印刷株式会社
製本所 — 松村製本所
＜検印省略＞ Printed in Japan 乱丁・落丁本はお取り替えいたします。
ISBN978-4-523-26541-2 C0082 [1-541]
E-mail nanundo@post.email.ne.jp
URL https://www.nanun-do.co.jp/

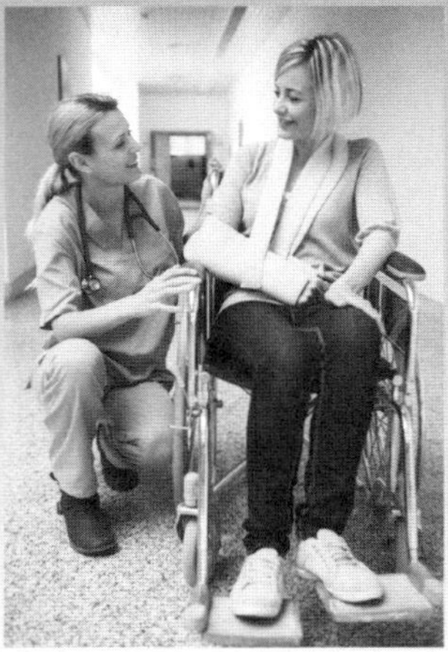